Buch

»Gegen jede Krankheit hat der Herrgott ein Kraut geschaffen.«

Schwester Bernardine spricht mit ihrem hohen Alter, ihrer unverwüstlichen Gesundheit und ihrer geistigen Rüstigkeit selbst am besten für ihre alternative Medizin.
Ihre altbewährten Rezepte sind uns nur selten bekannt, und Schwester Bernardine zeigt, wie wir die Heilkräfte der Natur – Luft, Sonne, Wasser und eine gesunde Ernährung – nützen können, damit so manche Krankheit erst gar nicht entsteht. Sie verordnet Bäder, Güsse, Wickel, Packungen und Dämpfe; hält frische Luft und Sonnenstrahlen für eine Quelle der Gesundheit; empfiehlt Wassertreten und Barfußgehen auf feuchten Wiesen; sie kennt Hausmittel gegen allerlei Beschwerden und zur ersten Hilfe; und sie weiß schließlich von der Heilwirkung so mancher Kräuter zu berichten.

Schwester Bernardines Hausmittelbuch

Mit Illustrationen von Dietlind Blech

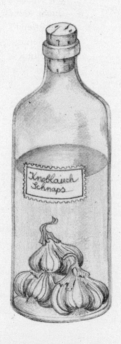

GOLDMANN VERLAG

Der Goldmann Verlag
ist ein Unternehmen der Verlagsgruppe Bertelsmann

Made in Germany · 1/88 · 1. Auflage
Genehmigte Taschenbuchausgabe
© 1980 by Mosaik Verlag GmbH, München
Umschlaggestaltung: Design Team München
Umschlagbild: Wilfried Becker, München
Druck: Pressedruck, Augsburg
Verlagsnummer: 10401
JJ · Herstellung: Heidrun Nawrot
ISBN 3-442-10401-7

Inhalt

Der Lebensweg der Schwester Bernardine 7

Zu Besuch bei Schwester Bernardine 12

Damit wir uns nicht falsch verstehen... 15

Besser als alle Heilmittel: Vorbeugen 17

Hausmittel zum Vorbeugen und Lindern 19

Wasser gibt es überall... 19
  Bäder 20 – Güsse 30 – Wickel 34 – Zusätze zu Packungen und Wickeln 40 – Kompressen 41 – Dämpfe 42
Sonne und Luft: Quellen der Gesundheit 44
Massage und Bewegung 47
  Bürsten 47 – Die Hand im Nacken 48 – Barfuß auf feuchten Wiesen 49 – Bewegung für Finger und Zehen 50
Fasten kann gesund sein 51

Der Kräutergarten der Natur 56

Das ABC der Krankheiten und Beschwerden 75

Abszesse 77 – Afterjucken 78 – Akne 80 – Appetitlosigkeit 82 – Arterienverkalkung 83 – Asthmatische Beschwerden 87 – Augenbeschwerden 88 – Blähungen 91 – Blasenbeschwerden 92 – Blutandrang im Kopf 93 – Bluterguß 94 – Brechdurchfall 95 – Erkältung 97 – Fußschmerzen 99 – Fußschweiß 100 – Füße, geschwollene 101 – Füße, kalte 102 – Hämorrhoiden 103 – Heiserkeit 105 – Hexenschuß 106 – Husten 108 – Kopfschmerzen 110 – Krampfadern 111 – Magenschmerzen 113 – Mitesser 115 – Mundausschlag 116 – Mundgeruch 117 – Nagelbettentzündung 117 – Nervosität 118 – Rachenkatarrh 119 – Regelschmerzen 121 – Rheumatische Beschwerden 122 – Schlafstörungen 125 – Schnupfen 126 – Sommersprossen 128 – Verstopfung 129 – Wadenkrampf 131 – Warzen 132 – Wechseljahre 133

Hausmittel zur Ersten Hilfe 134

Blasen an den Füßen 135 – Blutstillen 135 – Frostbeulen 136 – Insektenstiche 137 – Nasenbluten 137 – Schnittwunden 138 – Sonnenbrand 138 – Sonnenstich 139 – Splitter 140 – Verbrennungen 140 – Wundlaufen 141

Register 142

Der Lebensweg der Schwester Bernardine

Ein kleines Mädchen, das mit beiden Armen Blumen an sich preßt ... So beschreibt sich Schwester Bernardine, rückblickend auf ihre Kinderjahre. Da war sonst nicht viel, was sie an sich pressen konnte. Sie hatte kein Spielzeug, nicht einmal eine Puppe. Schwester Bernardine erzählt das ohne Bitterkeit. Ihre Kindheit hat ihr den Lebensweg vorgezeichnet, auf dem sie glücklich geworden ist. Man muß es ihr glauben, sie sagt das mit dem herzlichen Lächeln, das ihr so oft in die Augen kommt.
Bis zu ihrem dritten Jahr wird Elisabeth Rieffel, geboren am 15. Januar 1902 in Colmar, bei der Schwester ihrer Mutter aufgezogen. Danach kommt sie nach Hause zu Mutter und Stiefvater. Sie hat an diese Zeit keine klare Erinnerung, weiß nur, daß sie den zweiten Vater bewußt ein einziges Mal gesehen hat: auf der Beerdigung ihrer Mutter. Vorher und nachher war er für die Familie unauffindbar. Mit acht Jahren war Elisabeth Waise.
Das Mädchen findet Aufnahme im Haus des Großvaters, der verwitwet mit seinen beiden unverheirateten Söhnen zusammenlebt. Elisabeth ersetzt die Hausfrau, so gut sie es mit ihren jungen Jahren kann.

Es ist im dörflichen Leben nichts Ungewöhnliches, daß jeder mit anpackt, auch die Kinder: im Haus, in der Werkstatt, auf dem Feld, im Wald. Zum Spielen bleibt da nicht viel Zeit.
Manchmal streichelt der Großvater seine Enkelin, lobt ihren Fleiß. Wenn er sonntags, dem einzigen Tag, an dem außer im Stall und in der Küche nicht gearbeitet wird, über die Felder geht, nimmt er sie mit, erklärt ihr Pflanzen, Blumen und die Heilkräfte der Natur, auf die er vertraut. Von ihm lernt Elisabeth die Wirkung der Heilkräuter. Sie beginnt, Knospen, Blätter, Blüten, Wurzeln zu sammeln, Vorräte anzulegen. Und bald kommt die Zeit, in der Nachbarn das heranwachsende Mädchen um Rat fragen, in der Elisabeth Kranke besucht. So findet sie den Weg, ihr Bedürfnis nach Zuwendung zu verwirklichen. Bei diesen Besuchen erfährt sie auch, wie unglücklich ihre Mutter gelebt hat. Man erzählt ihr, sie sei an gebrochenem Herzen gestorben. Und man wünscht ihr, daß sie eines Tages einen guten Mann finden wird. Weil Elisabeth vom Großvater auch fromm erzogen wird, betet sie für die Kranken und für sich. Sie wünscht sich eine große, glückliche Familie.
Als sich der Hausstand des Großvaters ändert, die Söhne heiraten, Frauen ins Haus bringen, ist Elisabeth 18 Jahre alt. Zu Hause wird sie nicht mehr benötigt. Sie kann anfangen, Geld zu verdienen, um sich eine Aussteuer zusammenzusparen. Jeder erklärt ihr, daß ein Mädchen ohne jeglichen Besitz keinen Mann finden wird. So geht sie in die Stadt »in Stellung«, wie man das im Jahr 1920 nennt.
Hier begegnet sie dem Mann, der all ihren Vorstellungen von einem guten Ehemann entspricht, sie empfindet bisher nie gekannte Zuneigung, die erwidert wird.

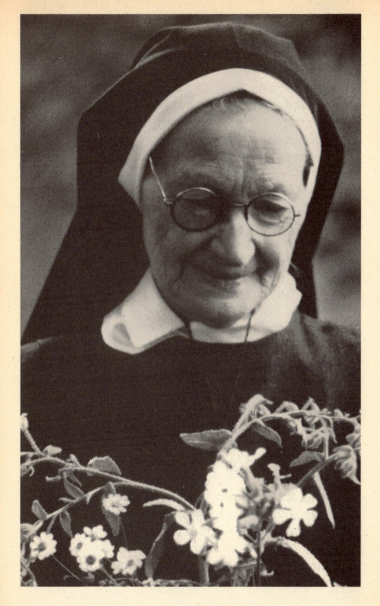

Dennoch haben die beiden nicht geheiratet. Aus Elisabeth Rieffel wurde Schwester Bernardine. Dabei wollte sie nicht ins Kloster, aber sie konnte sich gegen die Berufung nicht wehren. Heute sagt sie, daß sie bei ihren Gebeten um Glück immer wieder die Antwort gehört habe, das fände sie nur im Klosterleben. Mit ihrem Freund hat sie nicht darüber gesprochen. Sie wollte ihn nicht mit Verantwortung belasten, die Entscheidung mit sich allein austragen; am 30. März 1923 ging sie zu den Franziskanerinnen, ein Jahr später erhielt sie ihr Ordenskleid.
»Es war der richtige Weg«, weiß die 80jährige Ordensfrau heute. Sie hat um Glück gebetet, sie hat es gefunden.
Als der Freund aus Jugendtagen 75jährig starb, begleitet sie ihn bis zum Grab. »Liebe«, sagt Schwester Bernardine, »reicht immer über das Grab hinaus, gleichviel welche Art Liebe.«
Die große Familie, die sie sich von jung an so sehnlich wünschte, hat sie bekommen: Sie hat Generationen von Kranken besucht, betreut, getröstet. Sie hat ihnen Liebe entgegengebracht, die bis auf den heutigen Tag erwidert wird. Man kennt Schwester Bernardine im ganzen Elsaß und weit darüber hinaus. Seit 1925 wirkt sie als Gemeindeschwester in ihrer Heimat. Sie hat Dienst getan in Buxweiler, Rohr, Türningen, Niederbergheim, Hohengöft, Börsch und in Wingen. Hier ist sie seit dem Sommer 1964. Nach wie vor macht sie Krankenbesuche. Viele kommen auch zu ihr in die kleine Wohnung im Schulhaus, unter dem großen Speicher, auf dem sie ihre getrockneten Kräuter verwahrt.
»Meine Vorräte«, meint die hochbetagte Franziskanerin, »reichen noch für Jahre, vielleicht für mehr Jahre

als mir beschieden sind.« Das wollen weder die kranken noch die gesunden Wingener hören. Sie sagen ihr, daß sie sich ein Leben ohne ihre Schwester Bernardine nicht vorstellen können. Bernardine antwortet mit einem herzlichen Lächeln, und das hat schon vielen Menschen Hoffnung geschenkt.

Aufgezeichnet nach einem Gespräch
im November 1981

Ingeborg Thomé
Leiterin der ZDF-Sendereihe »Mosaik«

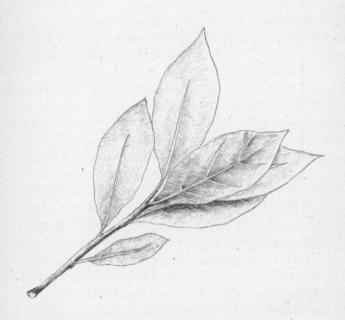

Zu Besuch bei Schwester Bernardine

Wer sie am Tor des alten Schulhauses in Wingen im Elsaß unserem davonfahrenden Auto nachwinken sieht, dem ist sie mit ihren wachen, strahlenden Augen, der aufrechten Haltung, den fast jugendlichen Gebärden die lebendige Bestätigung ihres eigenen Wahlspruchs: »Der Herrgott hat gegen jede Krankheit ein Kraut wachsen lassen.« Und man ist versucht hinzuzufügen: »Sogar gegen das Alter.« Doch sogleich kommt einem die Erkenntnis: Alter, noch dazu, wenn es so liebenswert und so charmant daherkommt, ist ja gar keine Krankheit.
Bei stundenlangem Plaudern haben wir erfahren, welch ein Schatz an Rezepten, Heilmitteln und Ratschlägen in ihr steckt und wie freigebig und selbstlos sie mit diesem Wissen umgeht.
Jeder, der ihr schreibt, der sie anspricht, der sie besucht, findet bei ihr Rat. Jeder Kummer, jedes Leiden wird ernst genommen, so ernst, daß oft ganze Nächte über dem Schreiben vergehen, wenn ihr der Briefträger wieder einmal einen Stapel Post ins Haus gebracht hat. Denn jeder Brief muß noch am selben Tag beantwortet werden: »Die Leute warten ja darauf«, sagt sie lächelnd und nimmt in Kauf, daß sie eine

ganze Nacht lang nicht ins Bett kommt und allenfalls dann und wann über ihren Briefen einnickt.
Wer glaubt, daß Schwester Bernardine mit ihren 80 Jahren nun in Ruhe und Beschaulichkeit den Lebensabend genießt, der kommt aus dem Staunen nicht heraus, wenn sie ihren normalen Tagesablauf schildert. Sie steht früh auf, heizt in der kalten Jahreszeit den Ofen ein, bringt die Wohnung in Ordnung und geht täglich um acht Uhr zur Messe. Nach dem einfachen Frühstück hat sie Zeit für alle, die bei ihr Rat suchen. Das sind die Leute aus dem Dorf, aber auch andere, die manchmal von weit her kommen, um von ihr zu lernen oder sich helfen zu lassen.
Bei einem Gang durch ihren idyllischen Kräutergarten erzählt sie uns vom Umgang mit Heilkräutern. Bedauernd stellt sie fest, daß ihr die Pflege des Gartens allmählich doch etwas beschwerlich wird, daß sich die Pflanzen kaum noch bändigen lassen und ein bißchen zuviel ins Kraut schießen. Aber sie weiß genau, in welcher Ecke jedes Kräutlein zu finden ist, das sie für ihre Tees und Hausmittel braucht.
Schlag zwölf sitzt sie beim Mittagessen; fast täglich gibt es frischen Salat oder Gemüse und ein warmes Süppchen. Nur an drei Tagen in der Woche kommt Fleisch auf den Tisch.
Am Nachmittag beginnt sie dann mit der Erledigung der umfangreichen Korrespondenz, mit der sie viele Stunden beschäftigt ist; nur bei schönem trockenem Wetter macht sie sich auf zu einem Spaziergang in den Wiesen, von dem sie allerlei Heilpflanzen mit nach Hause bringt.
Ein ganzes Zimmer ist dort den Kräutern vorbehalten. Nach strengen Regeln werden sie sortiert, zum Trocknen vorbereitet, auf den großen Speicher ge-

bracht und schließlich entsprechend alten Rezepten und neuen Erkenntnissen von Schwester Bernardine gemischt.
Den Duft der trocknenden Kräuter in der Nase und das Bild der lachenden und winkenden Franziskanerin vor Augen, fahren wir fröhlicher aus Wingen ab, als wir gekommen sind.

Dr. Renate Zeltner

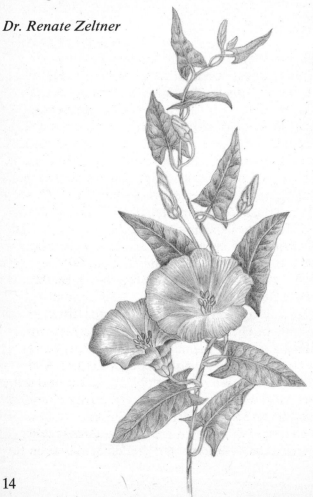

Damit wir uns nicht falsch verstehen...

... ich möchte mit meinen Ratschlägen und Hinweisen keinesfalls den Doktor ersetzen, will mich auch nicht einmischen in die laufende Behandlung von akuten Krankheiten und Leiden. Dieses Buch ist für Leute geschrieben, die bei leichteren Beschwerden nicht gleich den Arzt aufsuchen und die nicht bei der geringsten Unpäßlichkeit sofort das Pillendöschen zur Hand nehmen wollen. So manches Leiden läßt sich nämlich ganz gut selbst kurieren.
Dabei können wir nicht nur auf den Schatz heilender und lindernder Pflanzen zurückgreifen, die wir im großen Kräutergarten der Natur finden und von deren Wirkung ich Ihnen in meinem ersten Buch *Schwester Bernardines Heilkräuterbuch* berichtet habe, sondern ebenso auf bewährte Hausmittel.
Auch Wasser, Wärme, Sonne und Luft wirken mitunter »Wunder«. Packungen, Güsse und Bäder entfalten vor allem dann ihre wohltuende Wirkung, wenn man voll Vertrauen auf die Kräfte der Natur und mit dem festen Willen, gesund zu werden oder zu bleiben, an ihre Anwendung herangeht.
In den letzten Jahrzehnten sind leider immer mehr Menschen dazu übergegangen, auch bei kleineren Be-

schwerden wie Schnupfen, Husten, Kopfschmerzen gleich zu einem starken Gegenmittel zu greifen. Zwar spüren sie dann oft keine Schmerzen mehr, aber sie können nun auch die Signale nicht mehr verstehen, die ihnen ihr Körper über seinen Zustand machen will; sie sind taub geworden gegenüber den natürlichen Alarmzeichen. Was ich hier über den Gebrauch von Medikamenten sage, betrifft natürlich nicht die vom Arzt verschriebene Dosis, mit der einem Patienten bei einem ganz bestimmten Leiden geholfen wird. Kein Kranker soll auf die Idee kommen, die Ratschläge und Verordnungen seines Arztes in den Wind zu schlagen. Ich will also gewiß nicht dem Arzt ins Handwerk pfuschen und auch nicht zur Selbstheilung von ernsthaften Erkrankungen raten. Bei jeder akuten Krankheit ist mein erster Rat: Den Doktor fragen! Aber es gibt so mancherlei gesundheitliche Probleme, bei denen man sich mit einfachen Mitteln selbst helfen kann. Denken wir nur an die Ratschläge von Pfarrer Sebastian Kneipp und an die segensreichen Wirkungen der Mittel, die Vincenz Prießnitz empfohlen hat. Ich selbst habe in meinem langen Leben vielerlei ausprobiert, bei mir und bei den Menschen in meiner Umgebung, denen ich Hilfe bringen konnte.
Ein kühler Wickel, eine heiße Kompresse, ein Aufguß, eine Tinktur haben oft ihre gute Wirkung getan, vor allem wenn sie mit einem ermunternden Zuspruch und dem guten Glauben an die natürlichen Heilkräfte verbunden waren.

Das eine oder andere der im zweiten Teil dieses Buches *(Das ABC der Krankheiten)* erwähnten Hausmittel habe ich auch in meinem *Heilkräuterbuch* schon empfohlen.

Besser als alle
Heilmittel: Vorbeugen

Als ich mir Gedanken darüber gemacht habe, welche Ratschläge ich meinen Lesern in diesem Buch geben sollte, war mir dies das wichtigste: Sie anzuhalten, so zu leben und so mit ihrem Körper umzugehen, daß es möglichst gar nicht erst zum Krankwerden kommt. Natürlich ist man nicht gegen alles gefeit, aber man kann seinen Körper so kräftig und so widerstandsfähig machen, daß er mit einer Krankheit leichter fertig wird. Wer abgehärtet ist, wird seltener von Husten, Schnupfen oder gar chronischen Erkältungskrankheiten geplagt. Wer sich vernünftig ernährt und dazu noch genügend bewegt, den quälen keine Verdauungsbeschwerden.

Weil eben Vorbeugen so wichtig ist, soll in diesem Buch nicht in erster Linie von Krankheiten und ihrer Heilung die Rede sein, sondern davon, wie man sie durch eine Reihe von Anwendungen, die den Körper gesund erhalten, verhindern kann.

So gut und heilsam eine Kur auch sein mag, so kann sie doch die Fehler eines ganzen Jahres nicht wiedergutmachen. Sie kann ihre heilsame Wirkung nur tun, wenn man auch im Alltag vernünftig lebt und seinem Körper das verordnet, was er braucht: Luft, Wasser,

Bewegung und eine gesunde Ernährung. Das alles kostet nicht viel, und man muß auch keine großen Vorbereitungen treffen. Die natürlichen Hausmittel holt man aus dem Wasserhahn, im Wald, auf der Wiese, im Garten, am Feldrain; und Licht, Luft und Sonne sind sogar ganz umsonst zu haben. Schätzen wir sie deshalb aber nicht gering.
»Was nichts kostet, kann auch nichts sein«, nach diesem Motto haben viele in den letzten Jahrzehnten ihre persönliche Gesundheitspflege betrieben. Die teuersten Medikamente, Behandlungen, Kuren waren gerade gut genug, um das schlechte Gewissen zu beruhigen, wenn sich nach Jahren unvernünftiger Lebensweise mit Streß, Überernährung, Bewegungsmangel, Zigaretten- und Alkoholkonsum Unwohlsein oder gar Schmerzen einstellten. Erst nach solchen Alarmzeichen fangen wir an, über unseren Körper nachzudenken. Doch selbst dann ist der Organismus noch bereit, Sünden zu verzeihen, wenn sich an der ungesunden Lebensweise wirklich etwas ändert; viele Fehler können wiedergutgemacht werden. Aber besser wäre es, sie gar nicht erst zu begehen.
Deshalb ist es so wichtig, in Zeiten der Gesundheit vorzubeugen, damit der Körper in kranken Tagen die Kraft hat, mit Störungen leichter fertig zu werden. Wir wollen aber nicht nur deshalb gesund bleiben, um uns vor Krankheiten zu bewahren, sondern weil Gesundheit auch Lebensfreude bedeutet. Nur in Gesundheit können wir die großen Gaben der Schöpfung genießen. Tun wir also etwas für ihre Erhaltung!

Schwester Bernardine.

Hausmittel zum Vorbeugen und Lindern

Die Natur stellt uns Heilmittel in großer Fülle zur Verfügung, wir brauchen sie nur zu nutzen: Wasser, Luft und Sonne, Wärme und Kälte, Moor und Lehm, Thermalwasser und heilende Mineralien, dazu unzählig viele Kräuter und Pflanzen zur äußerlichen Anwendung oder zur Bereitung von Tees und Säften. Alle diese Mittel haben sich bei vielen Krankheiten und Beschwerden bewährt, ihre Wirkung wird auch von der Medizin anerkannt und genutzt. Mit ihrer Hilfe können wir gesund bleiben und auch wieder gesund werden.

Wasser gibt es überall...

und es ist gewiß nicht nur zum Waschen da. Natürlich benutzen wir es vor allem zur Reinigung, zusammen mit Seife und anderen Zusätzen. Aber es kann in Form von Bädern, Güssen, Umschlägen, Wickeln, Dämpfen auch eine wohltuende gesundheitsfördernde Wirkung haben. Wasser kann Schmerzen lindern und Leiden kurieren helfen, wenn man es zur richtigen Zeit und am richtigen Platz anzuwenden versteht. Denn natürlich gilt für das Wasser dasselbe wie für jedes andere Hausmittel: Alles zu seiner Zeit und in der gehörigen Weise!

Bäder

Jeder hat die wohltuende Wirkung eines warmen Bades, besonders nach größeren körperlichen Anstrengungen, schon am eigenen Leibe erfahren. Nach einem langen Fußmarsch, nach schwerer Arbeit oder sportlicher Betätigung gibt es nichts Besseres als ein warmes Bad. Danach fühlt man sich angenehm entspannt. Deshalb wirkt es besonders günstig abends vor dem Schlafengehen. Man achte aber auf die Wassertemperatur: das Wasser soll warm, aber nicht heiß sein. Dann darf das Bad ruhig 10–15 Minuten dauern. Mit der Wärme, die der Körper aus dem Wasser aufnimmt, erhöht sich das Wohlbehagen.
Neben dem erquickenden Vollbad gibt es auch noch das *Halbbad* oder *Sitzbad*, das sich vor allem auf Blase und Darm wie alle Organe des Unterleibs günstig auswirkt. Wer keine Sitzbadewanne hat (s. Seite 26), setzt sich in einen Holzzuber oder eine kleine Plastikwanne, stützt die Füße auf einen Schemel und bedeckt alle Körperteile, die nicht im Wasser sind, mit einem wärmenden Laken. Dieses Bad sollte etwa 10, höchstens 15 Minuten dauern. Es kann mit einem kurzen kalten Sitzbad (8–10 Sekunden) abgeschlossen werden. Kalte Sitzbäder, die der besseren Durch-

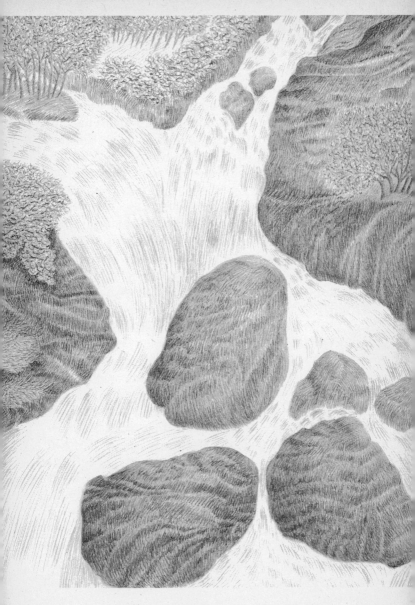

blutung des Unterleibs dienen, sind immer nur bei gut
durchwärmtem Körper anzuwenden und dürfen nicht
länger als 10 Sekunden dauern.

Ansteigende Bäder regen den Kreislauf an; man
braucht dazu unbedingt ein Badethermometer (das
übrigens auch bei allen andern Bädern zur Hand sein
sollte). Zu Beginn darf das Wasser nicht wärmer als
35° sein, dann wird die Temperatur durch Zufluß von
heißem Wasser langsam auf 39–40° erhöht. Sobald
einem der Schweiß ausbricht, ist das Bad beendet,
und man legt sich am besten ins Bett.
Es muß aber nicht immer gleich ein Voll- oder Halbbad sein, auch Teilbäder können eine gute Wirkung
haben, zum Beispiel *Fuß*- oder *Armbäder*. Auch hier
sind ansteigende Bäder, also solche, bei denen die
Wassertemperatur allmählich erhöht wird, besonders
wirkungsvoll.
Die Heilkraft eines Bades läßt sich noch verstärken,
wenn man der Wärmeanwendung einen kurzen kalten Reiz und dann wieder Wärme folgen läßt. (Allerdings nur nach Rücksprache mit Ihrem Arzt!) Das beste Beispiel dafür ist das *Wechselfußbad,* bei dem man
beide Beine bis zum Knie oder bis zur halben Wade in
ein Gefäß mit warmem Wasser stellt (etwa 1 Minute
lang), dann ganz kurz (10 Sekunden) beide Beine in
ein Gefäß mit kaltem Wasser eintaucht, um sofort
wieder in das warme Fußbad zu wechseln. Diesen
Wechsel von Wärme und Kälte kann man drei- bis
viermal wiederholen. (Nicht zu lange im kalten Wasser bleiben!) Den Abschluß soll immer das kalte Bad
bilden.
Eine Wasseranwendung für Eilige und alle, die Bäder
nicht so gut vertragen, ist die Dusche, bei der man den

ganzen Körper (ausgenommen den Kopf!) der Wasserbehandlung aussetzt. Auch beim Duschen sind wechselnde Wassertemperaturen empfehlenswert, wobei die warme Phase eine halbe Minute, die kalte aber nur 3 Sekunden dauern soll.
Einen zusätzlichen gesunden Reiz auf den Körper und einzelne Organe üben Bäder aus, denen man Pflanzenauszüge beigibt.
Bewährt haben sich vor allem folgende Zusätze:

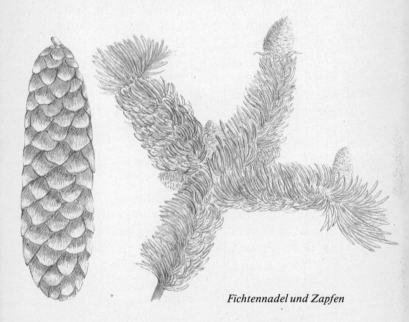

Fichtennadel und Zapfen

Das Fichtennadelbad hat – vor allem bei kräftigem Zusatz von Extrakt – eine anregende Wirkung. Es ist angezeigt bei rheumatischen Beschwerden, aber auch bei Erkältungskrankheiten, vor allem wenn die oberen Luftwege betroffen sind. Man kann gute Fichtennadelextrakte oder Fichtennadelöl (kein billiges

Schaumbad!) in der Apotheke kaufen, aber auch selbst bereiten. Dann braucht man etwa 3 Pfund Fichtenzweige und -nadeln, auch Zapfen sollten dabei sein, die man mit kaltem Wasser übergießt und anschließend eine Stunde lang kocht. Danach müssen sie noch einen halben Tag lang im Kochwasser stehenbleiben, bevor man sie in das warme Bad abseihen kann.

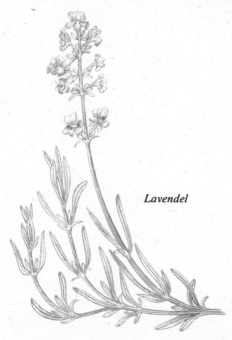

Lavendel

Das Lavendelbad hat eine ähnliche Wirkung bei nervösen Beschwerden wie das Baldrianbad. Man verwendet Lavendelöl aus der Apotheke oder bereitet eine Abkochung mit 5 Handvoll Lavendelkraut, die man kalt aufsetzt und 20 Minuten bis eine halbe Stunde kocht. Dann ins Badewasser abseihen.

Das Kamillenbad wird seit alters her wegen seiner heilsamen Wirkung angewandt. Es hilft bei der Behandlung von Wunden und Ausschlägen, aber auch bei Erkältungskrankheiten. Man nimmt für die Abkochung nur die Blüten, von denen man ungefähr 250 Gramm für ein Vollbad braucht (für Teilbäder entsprechend weniger). Die Blüten werden in kaltem Wasser angesetzt und anschließend gekocht. Nachdem sie einmal aufgewallt sind, läßt man sie noch einige Minuten zugedeckt ziehen und seiht die Flüssigkeit dann ins Bad ab.

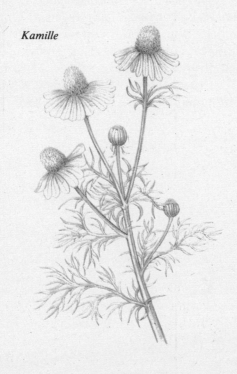

Kamille

Das Baldrianbad hat eine wunderbar beruhigende Wirkung. Man verwendet, wenn man den Auszug selber herstellen will, nur die Wurzeln der Baldrianpflanze, die man einige Stunden in kaltem Wasser einweicht, dann eine halbe Stunde lang kocht. Zum Schluß seiht man den Sud ins Badewasser ab. Man kann auch Baldriantinktur verwenden und braucht dann etwa ¼ Liter für ein Vollbad.

Das Heublumenbad bewirkt eine Erweiterung der Gefäße; es ist deshalb krampflösend und bei Stoffwechselstörungen, aber auch bei rheumatischen Beschwerden angezeigt. Man bereitet es durch Zusatz einer Abkochung von Heublumen oder von fertigem Extrakt aus der Apotheke. Unter Heublumen versteht man die Pflanzenteile, die beim Trocknen des Heus nach unten fallen, also am Boden liegenbleiben, wenn das Heu weggenommen wird. Da heutzutage kaum noch

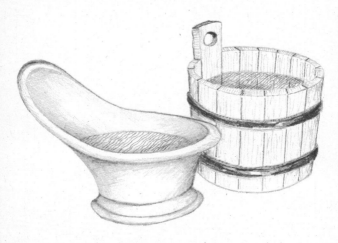

Das wohltuende Halbbad nimmt man in der Sitzbadewanne oder im Holzzuber

jemand einen Heuboden in der Nähe hat und es in den meisten Haushalten keine Möglichkeit gibt, Heu selbst zu trocknen und zu lagern, wird man meistens auf den fertigen Zusatz zurückgreifen. Andernfalls aber braucht man 2–3 Pfund Heublumen für ein Vollbad, die mit kaltem Wasser übergossen und dann langsam zum Sieden gebracht werden. Nachdem sie eine halbe Stunde lang gekocht haben, seiht man die Flüssigkeit ins Badewasser ab.

Das Kalmusbad empfehle ich bei Verdauungsstörungen und Magenbeschwerden. Man kann dafür den in der Apotheke erhältlichen Extrakt verwenden oder sich selbst eine Abkochung zubereiten. Man braucht von der Wurzel und dem Kraut 200–250 Gramm. Die Pflanzenteile werden mit kaltem Wasser übergossen und zum Kochen gebracht. Eine halbe Stunde sieden lassen und ins Badewasser abseihen.

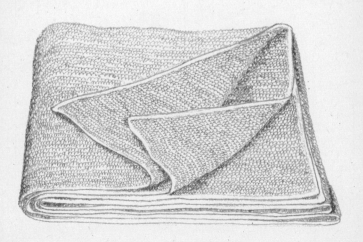

Das Zinnkrautbad hilft bei Hautausschlägen, Wunden, die nicht verheilen wollen, aber auch bei Blasenbeschwerden. Für ein Vollbad braucht man 500–750 Gramm des Krauts, das man, mit kaltem Wasser bedeckt, in einem Topf zum Kochen bringt. Nach einer halben Stunde wird es durchgeseiht. Meistens nimmt man nur ein Teilbad und braucht dann entsprechend weniger: für ein Sitzbad nur ein Drittel, für ein Fußbad nur ein Sechstel der angegebenen Menge.

Das Eichenrindebad wird gern bei Krampfadern oder Frostbeulen verordnet. Auch Entzündungen dämmt es ein. Meistens macht man Fußbäder und braucht dafür 2 Handvoll trockene Eichenrinde, die man mit kaltem Wasser übergießt, einen halben Tag stehenläßt und dann im Einweichwasser eine gute halbe Stunde kocht. Anschließend wird der Absud ins Badewasser gegossen. (Vorsicht, Eichenrinde verfärbt Topf und Wäsche!)

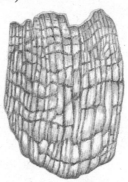

Eichenrinde

Andere heilsame Kräuterbäder bereitet man aus Arnika, Holunder, Melisse, Rosmarin und Thymian; man kann sie auch miteinander mischen. Ein paar

Handvoll werden in kaltem Wasser angesetzt und zum Kochen gebracht. Sie sollen etwa 20 Minuten im leise siedenden Wasser ziehen. Zum Schluß wird durchgeseiht und die Kräuterabkochung ins warme Badewasser gegeben.
Weitere nützliche Bäderzusätze sind Kleie, Salz und Holzasche.

Das Kleiebad wird unter Zugabe von 2–3 Pfund Weizenkleie zubereitet, die man in kaltem Wasser anrührt und dann zum Kochen bringt. Durch ein baumwollenes Tuch ins Bad seien. Ein Kleiebad empfiehlt sich besonders bei empfindlicher Haut.

Das Salzbad ist schnell und einfach hergerichtet; ca. 4–5 Pfund Kochsalz werden dem warmen Badewasser zugesetzt. Es regt den Stoffwechsel an.

Das Holzaschebad wird meistens in Form von Fußbädern verabreicht und dient der Ausleitung auf die Füße. Dabei werden 5 Handvoll Holzasche ins Badewasser gestreut.

Kräuterbäder sollen für Erwachsene eine Temperatur von 35–39° haben, für Kinder etwa 2° weniger, und nicht länger als 20 Minuten dauern. Anders als bei der Kaltwasserbehandlung trocknet man den Körper nach warmen Bädern sorgfältig ab. Auch nach warmen Kräuterbädern empfiehlt sich eine Kaltwasserbehandlung in Form einer Abwaschung oder kühlen Dusche. Nicht jeder aber verträgt diesen Wechsel. Ich empfehle also, den Arzt zu fragen, welche Form der Wasserbehandlung er in Ihrem Fall für die richtige hält.

Güsse

Diese Form der heilsamen Wasseranwendung läßt sich zu Hause ebenso leicht durchführen wie die verschiedenen Bäder. Man braucht dazu nichts weiter als eine Wanne, ein Waschbecken, einen Wasserstrahl oder eine Gießkanne und vor allem – Wasser, kaltes Wasser.
Mit Güssen behandelt man meist einzelne Körperteile; solche über den ganzen Körper dürfen nur auf ärztliche Verordnung von einer ausgebildeten Fachkraft verabreicht werden, sie eignen sich also nicht für den Hausgebrauch.
Der Wasserstrahl soll beim Guß ohne Druck aus dem Schlauch oder der weiten Öffnung der Gießkanne kommen und die Haut nicht hart treffen, sondern umfließen. Spritzen ist zu vermeiden. Man fängt bei dem Körperteil an, der am weitesten vom Herzen entfernt ist. Der Guß erfolgt in Richtung Herz. Bevor er verabreicht wird, soll der ganze Körper gut erwärmt sein. Danach wird das Wasser nicht abgetrocknet, sondern nur mit der flachen Hand abgestreift.
Durch den Guß wird ein starker Reiz ausgeübt, der je nach Konstitution und Gesundheitszustand unterschiedliche Wirkungen haben kann. Deshalb rate ich Ihnen, vor Kaltwasseranwendungen mit Ihrem Arzt zu sprechen.

Der Knieguß ist besonders einfach anzuwenden und auch ohne fremde Hilfe möglich. Man stellt sich in die Badewanne und beginnt mit dem rechten Bein. Von den Zehen ausgehend streicht man einige Male über den Fußrücken und führt den Wasserstrahl dann

auf der Außenseite des Beins entlang bis zu einem Punkt etwas oberhalb der Kniekehle; dort läßt man ihn einige Sekunden lang auf die Haut einwirken, bevor man auf der Innenseite des Beins wieder hintergießt bis zum Fuß. Dann kommt das linke Bein dran; man beginnt wieder an der Außenseite des Fußes, geht einige Male über den Fußrücken und gießt hinauf bis zum Knie, verweilt kurz, um an der Innenseite der Wade zurückzukehren.
Nun wendet man sich der Vorderseite der Beine zu und fängt wieder beim rechten Fuß an. Der Wasserstrahl streicht über den Fußrücken und neben dem Schienbein (es darf nicht begossen werden!) hinauf bis zu einem Punkt oberhalb der Kniescheibe. Hier läßt man ihn sekundenlang einwirken und gießt dann auf der anderen Seite wieder hinunter zum Fuß. Auf die gleiche Weise behandelt man anschließend die Vorderseite des linken Fußes. Der Kniguß verbessert die Durchblutung der Beine und des Beckens und ist in jeder Weise der Blutzirkulation dienlich.

Beim Schenkelguß wird das Bein bis zur Hüfte hinauf mit Wasser behandelt. Das geschieht auf die gleiche Weise wie beim Knieguß, nur wandert der Strahl bis zum Gesäß hinauf und verweilt dort einige Sekunden. Der Unterleib soll dabei möglichst nicht begossen werden. Nachdem beide Beine auf der Rückseite behandelt sind, kommt die Vorderseite an die Reihe. Die Wirkung ist stärker als beim Knieguß.

Beim Armguß, der nicht ohne fremde Hilfestellung möglich ist, stützt man die Arme auf eine Unterlage, etwa ein Brett, das über einer Wanne liegt. Der Guß erfolgt vom Handrücken aus, geht über den Ellbogen

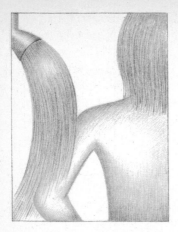 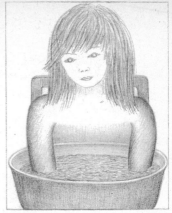

hinauf bis zur Schulter, wo man einige Sekunden lang ausharrt, und auf der Innenseite des Arms entlang zurück zum Handrücken. Zuerst behandelt man so den rechten, dann den linken Arm. Dieser Guß löst Verkrampfungen der Armmuskeln, hat eine wohltuende Wirkung auf den Kreislauf und leitet das Blut vom Kopf ab. Ich empfehle ihn vor allem Leuten, die viel schreiben müssen oder bei der Arbeit die Arme leicht verkrampfen.

Weitergehende Güsse wie *Oberguß, Unterguß, Rückenguß* oder *Vollguß* sollten nur nach ärztlicher Verordnung und nur von Personen verabreicht werden, die in der Wasseranwendung erfahren sind. Sie werden deshalb hier auch nicht im einzelnen beschrieben. Das gleiche gilt für die sogenannten *Blitzgüsse*, bei denen der Wasserstrahl mit starkem Druck auf den Körper auftrifft, was natürlich die Reizwirkung noch erhöht.
Sehr geeignet für die häusliche Anwendung sind da-

gegen zwei andere Behandlungsarten mit kaltem Wasser, das Armbad und das Wassertreten.

Beim Armbad läßt man kaltes Wasser ins Waschbecken laufen, bis es etwa dreiviertel voll ist. Dann beugt man sich vor und taucht die Arme bis über die Ellbogen ein. Die ersten Bäder sollten nicht länger als 15–20 Sekunden dauern, später kann man sie bis zu einer Minute steigern. Das kalte Armbad wirkt sehr erfrischend und wird fast von jedem gut vertragen. Es wirkt außerdem beruhigend und dient vor allem der Ableitung.

Das Wassertreten wird von den meisten Menschen als sehr wohltuend empfunden. Ich rate es bei den verschiedensten Beschwerden, vor allem bei chronisch kalten Füßen und Blutandrang zum Kopf.
Unter der Einwirkung des kalten Wassers werden die Beine kräftig durchblutet. Man läßt in die Badewanne so viel einlaufen, daß es bis zur halben Wade reicht. Dann geht man darin auf und ab, wobei man

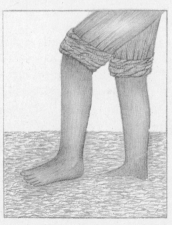

den Fuß bei jedem Schritt über die Wasseroberfläche hebt. Die Anwendung soll nur so lange dauern, bis man den Kältereiz empfindet; das kann nach 20 Sekunden oder auch erst nach 20 Minuten der Fall sein. Dann steigt man heraus, streicht das Wasser mit der flachen Hand ab (nicht abtrocknen, das würde einen Teil der Wirkung zunichte machen!) und zieht sich gleich ein Paar warme Socken über die Füße. Nun bewegt man die Beine tüchtig, bis sie wieder durchwärmt sind, oder legt sich ins warme Bett. Wer Einschlafschwierigkeiten hat, wird bald die gute Wirkung des Wassertretens kennenlernen und schätzen. Und achten Sie bitte darauf, daß der Körper vor dem Wassertreten wie auch vor einem Armbad gut durchwärmt ist. Kalte Anwendungen nur an einem warmen Körper!

Wickel

Auch bei den Wickeln, die vor allem durch Vincenz Prießnitz in die Heilbehandlung eingeführt worden sind, spielen Wasser und Feuchtigkeit eine Hauptrolle. Einzelne Körperteile, mitunter auch der ganze Körper, werden dabei in ein feuchtkaltes Tuch aus Leinen oder Frotteestoff eingeschlagen; darüber kommen ein trockenes Leinentuch, das das nasse fest umhüllen soll, und schließlich ein Wolltuch oder eine Wolldecke, die am besten mit einer Sicherheitsnadel festgesteckt wird, damit das Ganze gut und stramm sitzt.

Ein solcher Wickel hat eine ganz besondere Wirkung. Durch den Reiz des kalten Wassers kommt es auf dem behandelten Körperteil zuerst zu einer Verengung der Gefäße, auf die aber bald eine Gefäßerweiterung erfolgt. So wird an dieser Stelle die Körperwärme erhöht und die Feuchtigkeit des Wickels verdunstet. Das wirkt ableitend, beruhigend, schmerzlindernd, senkt Fieber, sorgt für eine bessere Durchblutung der Haut und regt den Stoffwechsel an.
Man tut also gut daran, kleineren Beschwerden, aber auch plötzlich auftretenden fieberhaften Erkrankungen – besonders bei Kindern – mit einem Wickel zu Leibe zu rücken. Er soll nur im warmen Bett angelegt werden – auf keinen Fall darf der Kranke dabei frieren oder frösteln – und muß in Abständen von 20–25 Minuten erneuert werden, wenn er Fieber senken und Entzündungen zurückdrängen soll.

Läßt man dagegen den Patienten so lange damit liegen, bis ihm warm wird (ca. 1 Stunde), so werden dank der besseren Durchblutung mehr Abwehrstoffe an die betreffende Stelle transportiert. Bei starken Erkältungen oder auch bei infektiösen Erkrankungen kann man den Wickel so lange liegenlassen, bis es zum Schweißausbruch kommt (ca. 1½ Stunden). Nachdem man die Tücher abgenommen hat, bleibt der Kranke in jedem Fall noch mindestens 30 Minuten zugedeckt liegen, bevor er abgetrocknet werden kann oder sich mit lauwarmem Wasser wäscht.
Man muß nicht immer gleich Ganzwickel anlegen. Sie sollten auch nicht oft hintereinander verabreicht werden, weil sie den Patienten schwächen können. Meistens genügt zur Linderung von Beschwerden schon ein Teilwickel.

Der Wadenwickel empfiehlt sich bei leichten Erkältungskrankheiten, die mit Fieber einhergehen, oder auch bei fiebrigen Zuständen, die Folge eines zu langen Sonnenbades sein können. Bei länger anhaltendem Fieber zieht man natürlich den Doktor zu Rate; er wird anordnen, ob und, wenn ja, welche Körperteile mit einem Wickel behandelt werden sollen.

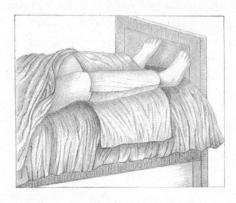

Beim Wadenwickel legt man unter das Bein ein wollenes Tuch, das von der Ferse bis zum Knie reicht, darüber ein trockenes aus Leinen oder Frottee. Nun wird der Unterschenkel in ein feuchtkaltes Leinen- oder Baumwolltuch eingeschlagen und zuerst mit dem trockenen Leinen-, anschließend mit dem Wolltuch umwickelt. Beide Unterschenkel werden auf die gleiche Weise eingepackt. Damit das Ganze nicht verrutscht, sollten die äußeren Tücher mit Sicherheitsnadeln festgesteckt werden. Will man Fiebersenkung erreichen, empfiehlt es sich, die Wickel öfters zu wechseln.

Der Essigstrumpf sorgt für gute Durchblutung, beruhigt bei nervösen Beschwerden und bringt Hilfe bei Einschlafschwierigkeiten. Seine segensreiche Wirkung hat schon Pfarrer Kneipp entdeckt. Dazu zieht man in Essigwasser (1 Teil Essig, 4 Teile Wasser) getränkte und gut ausgewrungene Baumwollstrümpfe an, die bis zum Knie reichen sollen. Darüber kommen ebenso lange trockene Wollstrümpfe. (Natürlich müssen die Füße vor der Behandlung gut warm sein.) Dabei hat der Patient das Bett zu hüten, und die wärmende Wirkung soll möglichst noch durch Auflegen einer heißen Wärmflasche auf die Füße unterstützt werden.

Allzu viele Menschen klagen heutzutage über schlechte Durchblutung ihrer Arme und Beine; sie kann durch eine so einfache Maßnahme wie den Essigstrumpf ohne große Umstände und in häuslicher Behandlung kräftig angeregt werden.

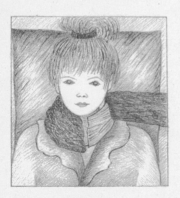 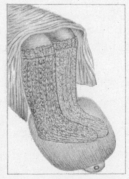

Der Halswickel ist die erste Maßnahme bei Kratzen im Hals und Halsschmerzen. Man legt dazu ein etwa handbreites, feuchtkaltes Leinen- oder Baumwolltuch um den Hals und bindet einen warmen Wollschal darüber. Um ihn vor Feuchtigkeit zu schützen, kann man über das feuchte Tuch noch ein trockenes aus Baumwolle legen. So ein Halswickel hat auch bei entzündlichen Prozessen der Mandeln oder Nebenhöhlen eine lindernde Wirkung, muß allerdings in diesem Fall häufig gewechselt werden.

Den Brustwickel empfehle ich dann, wenn die Bronchien durch Erkältung angegriffen sind oder man unter Reizhusten zu leiden hat. Der Kranke legt sich mit nacktem Oberkörper auf ein etwa 50 Zentimeter breites feuchtes Leinentuch, unter dem ein trockenes Handtuch liegt; zuunterst ist ein dickes Wolltuch oder eine Decke gebreitet. Der Patient wird zuerst mit dem von den Achselhöhlen bis unter die Rippen reichenden feuchten Tuch umwickelt (aufpassen, daß es nirgendwo Falten gibt, die während der Packung drücken und damit Unbehagen verursachen könnten!) und dann fest in die trockenen Decken eingepackt. Da es bei diesem Wickel auf Wärmeentwicklung ankommt, muß der Kranke längere Zeit (ca. 1 Stunde) liegenbleiben.

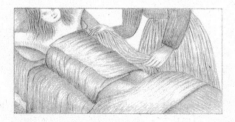

Der Leibwickel lindert und behebt die gerade bei Kindern so häufig auftretenden Bauchschmerzen. Ich schätze ihn in der häuslichen Krankenpflege sehr. Natürlich muß bei andauernden Beschwerden der

Arzt die Ursache feststellen und die Behandlung in die Hand nehmen.

Für einen solchen Wickel braucht man ein ungefähr 50 Zentimeter breites feuchtkaltes Tuch, mit dem der Leib fest umhüllt wird und um das man ein etwas größeres trockenes Tuch sowie eine wollene Decke schlägt. Man kann mit ihm Krämpfen oder einem Katarrh in der Magen-Darm-Gegend entgegenwirken und die damit verbundenen Schmerzen erheblich lindern.

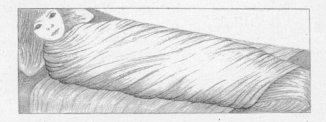

Der Ganzwickel ist eine Packung, die den ganzen Körper von der Kinnspitze bis zu den Zehen einhüllt, und hat natürlich die nachhaltigste Wirkung; doch wird er oft als unbequem und anstrengend empfunden. Für einen Ganzwickel braucht man 2 große Wolldecken, von denen die eine der Länge nach, die zweite quer unter den Körper gelegt wird. Darüber kommt ein trockenes Laken. Über die Brust breitet man zusätzlich ein feuchtes Handtuch, damit bei angelegten Armen auch die Seiten behandelt werden. Nun wird der ganze Körper in ein feuchtkaltes Laken eingeschlagen und schnell mit dem trockenen Tuch und den Decken umwickelt.

Achten Sie darauf, daß der Kranke in seinem Wickel auch wirklich warm wird. Friert oder fröstelt er, muß der Wickel entfernt werden.

Zusätze zu Packungen und Wickeln

Um die gute Wirkung eines Wickels noch zu verstärken, kann man das feuchtkalte Tuch statt in Wasser auch in *Essigwasser* tränken (ich empfehle immer eine Mischung von 4 Teilen Wasser und 1 Teil Essig) oder dem Wasser *Salz* zusetzen (2 Eßlöffel auf 1 Liter Wasser). Auch mit Abkochungen von Heilpflanzen habe ich die besten Erfahrungen gemacht, vor allem mit Kamille, Zinnkraut und Heublumen.

Für einen *Zinnkrautwickel* kocht man 3 Handvoll Zinnkraut ungefähr eine halbe Stunde lang, seiht durch ein Sieb ab und feuchtet das Tuch in dem Absud an.

Für einen *Kamillenwickel* braucht man 2 Eßlöffel Kamille, die man ungefähr 10 Minuten zugedeckt kocht und dann abseiht. Auf ähnliche Weise bereitet man Wickelzusätze aus anderen Kräutern.

Heublumenwickel werden am besten heiß aufgelegt. Grundsätzlich bin ich dafür, daß *warme* oder *heiße* Wickel jenen Patienten angelegt werden, die – vor allem am Anfang einer Behandlung – gegen kalte Anwendungen empfindlich sind. Gute Dienste leisten außerdem kühle Breiwickel aus Quark oder Leinsamen, die man in das feuchte Umschlagtuch streicht; aber auch Heilerde aus der Apotheke, die man mit Wasser anrührt, ist sehr wirksam.

Kompressen

Zur örtlichen Einwirkung eignen sich vor allem Kompressen, bei denen man auf eine schmerzende und zu behandelnde Stelle ein feuchtkaltes Tuch legt und es mit einem trockenen und anschließend einem wollenen abdeckt.
Lästige Kopfschmerzen kann man mit *kühlen Kompressen* behandeln, die häufig gewechselt werden und nicht länger als jeweils 10–12 Minuten auf der Stirn liegenbleiben sollen. Starkes Herzklopfen lindert man durch eine kalte Kompresse auf die linke Brustseite, soweit es sich dabei um eine vorübergehende Erscheinung handelt.

Auch bei Herzjagen und anderen Herzbeschwerden haben sich solche Kompressen als günstig erwiesen – natürlich werden sie in solchen Fällen nur nach Rücksprache mit dem Arzt angewendet. Man legt sie so an, daß das feuchte Tuch die ganze linke Seite bedeckt.

Warme Kompressen werden dort angewendet, wo ein begrenzter Schmerzbereich rasch und wirksam behandelt werden soll. Ein Tuch wird in kochendes Wasser getaucht, zwischen zwei Topfdeckeln ausgewrungen und, so heiß es vertragen wird, auf die schmerzende Stelle gelegt. Darüber kommen eine trockene Auflage und ein wollenes Tuch.
Wer unter Ischias oder rheumatischen Beschwerden zu leiden hat, tut gut, die schmerzende Stelle mit einer solchen Kompresse zu behandeln; sobald sie lauwarm geworden ist, erneuert man sie: etwa eine Viertelstunde lang.

Bei Menstruationsschmerzen hilft eine *heiße Kompresse* auf den Unterleib, bei Heiserkeit eine Auflage auf die Bronchien.

Dämpfe

Zur besseren Durchblutung der Haut und zur Anregung des Stoffwechsels eignen sich auch Dämpfe, vor allem, wenn man dem kochenden Wasser heilende Kräuter zusetzt.

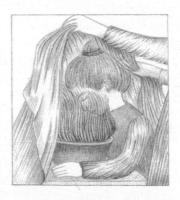

Die bekannteste und einfachste Form ist der *Gesichtsdampf* mit Kamillenzusatz. Dazu macht man eine Abkochung aus 2 Eßlöffeln Kamille und 1 Liter Wasser, stellt den mit einem Deckel bedeckten Topf vor sich auf den Tisch und hüllt sich so in ein großes Handtuch ein, daß Kopf, Hals und Schultern darunter verschwinden. Über das Handtuch legt man am besten

noch ein Wolltuch, denn der Dampf soll nicht nach außen entweichen können. Wenn es keine undichte Stelle mehr gibt, nimmt man den Deckel ab, beugt sich so nah man es vertragen kann über den Topf und atmet den Dampf durch Mund und Nase ein. Zehn Minuten soll eine solche Anwendung mindestens dauern, damit es zu kräftiger Schweißabsonderung kommt. Anschließend wird das Gesicht mit kaltem Wasser gewaschen.
Auch andere Kräuter haben in Verbindung mit Dämpfen eine wohltuende Wirkung.
Nicht nur der Kopf und die Atmungsorgane werden mit Dämpfen behandelt, sondern auch andere Körperteile.
Bei Blasenkatarrh wirkt zum Beispiel der *Unterleibsdampf*; man setzt sich auf einen Stuhl mit durchbrochenem Sitz oder Rohrgeflecht, umhüllt sich von der Taille abwärts mit einem Laken und einer warmen Decke und läßt sich einen Topf oder Eimer mit dampfendem Kamillensud unter den Stuhl stellen. Nach etwa 10 Minuten legt man sich zum Nachschwitzen ins Bett und wäscht sich dann kalt ab.

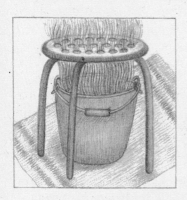
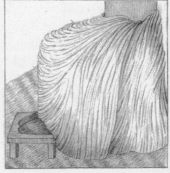

Sonne und Luft:
Quellen der Gesundheit

Nicht nur das Wasser hat eine heilsame Wirkung auf die Gesundheit, sondern auch und vor allem Sonne und Luft. Wenn wir uns wochenlang vorwiegend in geschlossenen Räumen aufgehalten haben – wegen einer Arbeit, die uns im Zimmer festhält, oder wegen einer Krankheit –, bekommen wir einen regelrechten Luft- und Sonnenhunger. Im Frühling, wenn die Nächte kürzer und die Tage länger werden, verstärkt sich bei den meisten Menschen das Bedürfnis, an die frische Luft zu gehen, und sogar Stubenhocker lockt es dann ins Freie.

Aber auch im Winter braucht unser Körper Luft und Sonne, man sollte ihnen nicht nur das Gesicht aussetzen, sondern für kurze Zeit auch Arme, Beine und sogar den ganzen Körper. Das kann natürlich nicht von heute auf morgen anfangen, wer sich bis jetzt ängstlich vermummt und das Sitzen am warmen Ofen dem Aufenthalt im Freien vorgezogen hat. Ganz langsam muß man sich an die Einwirkung kalter Luft auf den unbekleideten Körper gewöhnen. Das gelingt am besten, wenn man den natürlichen Wechsel der Jahreszeiten für seine Abhärtung ausnutzt. Im Sommer fällt einem der Aufenthalt an frischer Luft nicht schwer; man sollte dann aber nicht nur in der Sonne sitzen oder liegen, sondern das Licht- und Luftbad auch mit Bewegung verbinden. Ich empfehle das Tautreten am Morgen, Gymnastik am offenen Fenster, dann und wann einen kurzen Dauerlauf.

Wenn dann der Herbst anbricht und das Wetter rauher wird, behält man diese Gewohnheiten bei, sorgt

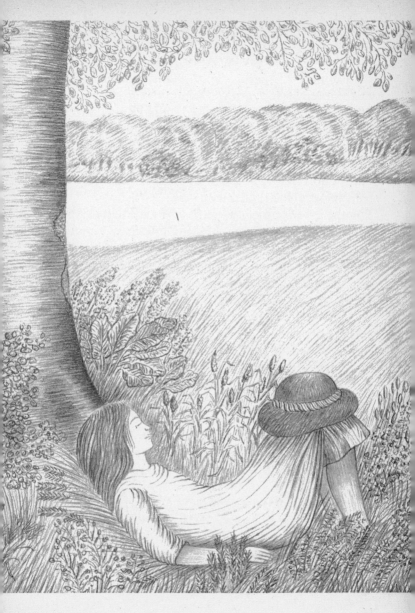

aber dafür, daß der Körper vor und nach dem Aufenthalt an der frischen Luft gut warm ist.
Selbst zur Winterzeit, sogar bei Frost und Schnee, soll man seinem Körper noch möglichst viel frische Luft zukommen lassen; ein Luftbad an windgeschützter Stelle, ein paar gymnastische Übungen im Garten oder auf dem Balkon und Atemübungen am offenen Fenster regen die Durchblutung kräftig an; die gerötete Haut beweist das. Und nach einigen Wochen ist man schon richtig abgehärtet und viel weniger empfindlich gegen Erkältungen.
Sogar Fieberkranke sollen frische Luft haben, ihr Zimmer muß immer gut gelüftet und darf nicht überheizt sein. Frische Luft und Sonne erhöhen die Behaglichkeit; zumindest die Freizeit, den Feierabend, das Wochenende, die Ferien, sollten wir überwiegend zum »Tanken« von Luft und Sonne benutzen.
So günstig die Einwirkung der Sonnenstrahlen für unseren Körper auch ist, so gilt doch hier wie überall: das richtige Maß finden. In jedem Frühjahr muß die Haut erst wieder an die Sonnenstrahlen gewöhnt werden. Man beginnt mit kurzen Sonnenbädern, bei denen Kopf und Augen geschützt werden, oder setzt anfangs auch nur einzelne Körperteile, z. B. die Beine oder den Rücken, der Sonne aus. Dann dürfen die Sonnenbäder allmählich länger ausgedehnt werden. Erst wenn die Haut braun ist, läßt ihre Empfindlichkeit nach.
Zuviel des Guten aber tut nicht gut und führt zu Beschwerden wie Sonnenbrand und Sonnenstich.
Besonders wertvoll und wirkungsvoll sind Luft und Sonne, wenn man sich zwischendurch mit einem kalten Bad erfrischen, schwimmen oder Wassertreten kann. Wie überhaupt Bewegung an der Sonne gesün-

der ist als stundenlanges Herumliegen, das nicht erfrischt, sondern schlaff und träge macht.
Gönnen Sie Ihrem Körper also das ganze Jahr über regelmäßig eine Licht-, Luft- und Sonnenkur, und Sie werden bald ihre heilsame Wirkung kennenlernen.

Massage und Bewegung

Es ist ein wichtiger Teil der Körper- und Gesundheitspflege, für eine gute Durchblutung der Haut zu sorgen. Mit einer trockenen Bürste oder einem Luffahandschuh bürstet man den ganzen Körper von den Zehenspitzen bis zum Hals ab, am besten, bevor man sich duscht oder badet, weil so die Haut gleich von

Bürsten

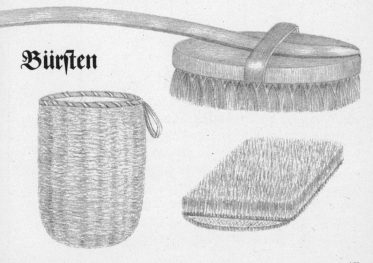

Schuppen und lose aufliegenden Partikeln gereinigt wird. Man beginnt mit einer kurzen Massage der Fußsohlen und streicht mit der Bürste die Beine hinauf; der Bauch wird mit einigen leichten Kreisbewegungen behandelt – er verträgt keine harten Bürstenstriche –, die Arme von den Fingerspitzen bis zur Schulter und so weit wie möglich über Schulterblatt und Nacken; die weibliche Brust mit leichten Kreisbewegungen, die männliche verträgt auch eine etwas unsanftere Behandlung. Der Rücken wird am besten von der Wirbelsäule nach beiden Seiten auswärts gebürstet – wenn Hilfe zur Verfügung steht; ist das nicht der Fall, bürstet man, so weit die Arme reichen oder mit dem praktischen Rückenband, das es in Fachgeschäften zu kaufen gibt.

Alle Bürstenbewegungen sollen zum Herzen hin und mit gleichmäßigen kräftigen Strichen erfolgen (Ausnahme Bauch und weibliche Brust!). Bürsten fördert vor allem die Durchblutung der Haut.

Die Hand im Nacken

Bei nervöser Verspannung, zum Beispiel durch langes Autofahren, gleichförmige Bewegung am Arbeitsplatz, dauerndes Sitzen in gebückter oder verkrampfter Haltung, wirken einige Massagegriffe erleichternd und entspannend, die man auch an sich selbst vornehmen kann. Allerdings soll diese Art der Selbstmassage über leichtes Streichen nicht hinausgehen, da der Unkundige durchaus auch Schaden anrichten kann.

Wenn man aber mit der flachen Hand über eine schmerzende Stelle streicht, zum Beispiel im Nacken, auf den Schultern, an den Knien, über den Leib, wird diese Bewegung bald als beruhigend und schmerzstillend empfunden. Man massiert dabei zum Herzen hin, weil so der Rückstrom des venösen Blutes angeregt wird. Die verspannte Nackenmuskulatur lockert sich unter solchen Streichbewegungen, die natürlich noch besser von einem andern durchgeführt werden können. Jede Mutter weiß, welche Erleichterung sie ihrem von Bauchschmerzen oder Blähungen geplagten Kind verschaffen kann, wenn sie mit kreisenden Bewegungen der Fingerspitzen oder der ganzen Hand über seine Bauchdecke streicht. Daß man bei entzündlichen Erkrankungen wie Gelenk- oder Blinddarmentzündung durch solche Behandlung mehr schadet als nützt, muß man allerdings auch wissen.

Barfuß auf feuchten Wiesen

Im Zusammenhang mit den Wasseranwendungen war schon kurz vom Tautreten die Rede. Es kommt keineswegs nur den Füßen zugute, obwohl sie durch die Wirkung der feuchten Kälte kräftiger durchblutet werden, sondern dem ganzen Körper. Vor allem den Kopf befreit es von unangenehmen Stauungen. Gleich nach dem Aufstehen aus dem warmen Bett läuft man im betauten Gras auf und ab, am Anfang, wenn man noch nicht abgehärtet ist, nur 1 Minute; später kann man diese erfrischenden »Spaziergänge«

bis auf 2 oder 3 Minuten ausdehnen. Wer sich im Sommer und Herbst eifrig abgehärtet hat, kann sich im Winter bei schöner Schneedecke sogar barfuß in den Schnee wagen und dort 1–2 Minuten herumstapfen. Vor- und hinterher müssen die Füße freilich wieder gut warm sein.

Bewegung für Finger und Zehen

Bewegung, körperliche Aktivität sind den Stoffwechselvorgängen und der Durchblutung besonders förderlich.
Aber nicht nur Arme und Beine sollen durch Gehen, Laufen oder Gymnastik in Gang gehalten werden; auch für Hände und Füße muß man etwas tun.
Zum Wohl der Hände kann man an jedem Ort und zu jeder Zeit einfache Dehnübungen machen, zum Beispiel, indem man die Fingerspitzen zusammenlegt und durch festen Druck versucht, die Finger von oben bis unten aneinanderzupressen, während sich die Handrücken voneinander entfernen. Auch wenn man einige Male hintereinander die Hände zur Faust ballt und anschließend kräftig ausschüttelt, tut man ihnen etwas Gutes und beugt dem so lästigen Einschlafen vor.
Auf ähnliche Weise kann man den Zehen mehrmals am Tag etwas Erholung verschaffen. Sie werden zusammengekrampft und wieder gelockert; das geht überall, wo man gerade zu tun hat, an der Schreibma-

schine, bei der Hausarbeit, am Schreibtisch. Bei langen Autofahrten sind die Zehen besonders geplagt, deshalb ist es gut, die Schuhe bei einer Rast auszuziehen und die Zehen zu bewegen! Überhaupt sollte man die Schuhe so oft wie möglich zwischendurch ausziehen. Nichts danken einem die Füße so sehr wie gelegentliches oder besser: regelmäßiges Barfußgehen.

Fasten kann gesund sein

Fasten ist nicht nur das beste Mittel, schlank zu werden, Fasten dient auch der Gesundheit.
Ich spreche nicht vom Heilfasten, das nur der Arzt verordnen kann und das nach einem festgelegten Ernährungsplan durchgeführt werden muß; ich meine das gelegentliche Fasten des gesunden Menschen, der damit seinen Verdauungsorganen einmal einen Urlaub gönnt. Beim Fasten reinigt sich der Körper von den schädlichen Schlacken, die sich abgelagert haben, und er hat nur noch mit der Ausscheidung, nicht mehr mit der Aufnahme und Verarbeitung neuer Nahrung zu tun.
Der kranke Körper kann beim Fasten alle seine Kräfte auf die Abwehr der Krankheit richten, alle zusätzliche Arbeit wird ihm abgenommen. So ist die natürliche Appetitlosigkeit eines Fieberkranken ein Beweis dafür, daß der Körper sich das Fasten als heilende Maßnahme selbst auferlegt. Man kann deshalb

bei der häuslichen Krankenpflege keinen größeren Fehler begehen, als einen appetitlosen Kranken, vor allem ein Kind, zum Essen zu nötigen und ihm allerlei Leckerbissen anzubieten.
Fasten sollte dann und wann auch der Gesunde, sein Körper dankt es ihm nicht nur durch Gewichtsverlust – was ja den meisten heutzutage nur recht ist –, sondern mit neuen Kraftreserven, die eine solche Selbstreinigung mit sich bringt.

Eine Reinigungs- und Entschlackungskur macht man am besten im Frühjahr. Da kann man die im Winter angesammelten Schlacken loswerden und zugleich die gute Wirkung des Fastens noch durch Sonnen- und Luftbäder, durch Tautreten, Gymnastik im Freien und Dauerlauf erhöhen.
Der erste Tag der Ernährungsumstellung sollte auf ein Wochenende fallen. An diesem Tag ernährt man sich nur von rohem Gemüse und frischem Obst. Von beiden kann man getrost größere Mengen verzehren, das Obst am besten in Form von Obstsalat, vermengt mit Leinsamen und einem Löffel Honig. Daneben empfehle ich, um die Verdauung zu fördern und in Gang zu halten, einen Tee aus 1 Teelöffel Schlehdorn- und ebenso vielen Stiefmütterchenblüten, die in einem halben Liter Wasser aufgekocht werden, kurz ziehen und dann durchgeseiht werden müssen. Vier Tage lang trinken Sie jeden Abend vor dem Schlafengehen eine Tasse davon.
Am zweiten Tag nehmen Sie nur flüssige Nahrung zu sich, Obst- oder Gemüsesaft, in den Sie reichlich Weizenkleie einrühren sollten. Sie trinken dazu viel Kräutertee (Hagebutte, Fenchel, Pfefferminze) ohne Zukker. Achten Sie auf eine geregelte Verdauung; es ist

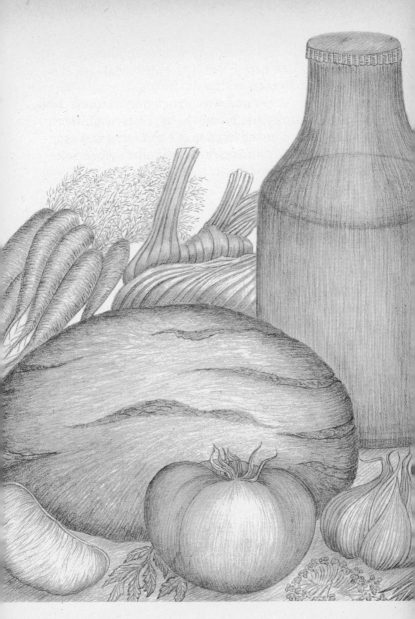

wichtig, daß der Körper von allen Schlacken gereinigt wird. Am Abend trinken Sie den oben beschriebenen Verdauungstee.
Am dritten Tag sollte man das Saftfasten noch einmal auf die gleiche Weise fortsetzen, man kann aber auch mittags schon etwas Suppe (keine Fleischbrühe) mit 1 Scheibe Vollkornbrot, das gut und lange gekaut werden muß, zu sich nehmen und am Abend ein Müsli aus Vollkornflocken, einem geriebenen Apfel, Milch und Honig.

Nach einer solchen 2 oder 3 Tage dauernden »Kur« fühlt man sich erleichtert und entschlackt; wer nun noch weiter abnehmen möchte, der achtet darauf, daß er sich nach diesen Fastentagen, in denen sich die Verdauungsorgane ausruhen konnten, weiterhin maßvoll ernährt: mit viel frischem Obst oder Saft und reichlich Kräutertee. Auf Süßspeisen sollte man dann verzichten und auch beim Genuß von Fleisch, Wurst und Fett des Guten nicht zuviel tun. Ich selbst esse übrigens nur dreimal in der Woche Fleisch und merke seit Jahren, daß mir diese Zurückhaltung gut bekommt; dafür steht jeden Tag viel frischer Salat auf meinem Tisch.
Schwarzes Vollkornbrot ist der Gesundheit förderlicher als weißes Brot oder Mischbrot. Frische Milch, Buttermilch, Quark und Rahm gehören ebenfalls auf den täglichen Speisezettel. Statt mit Zucker süßt man am besten mit dem Naturprodukt Honig; wie man überhaupt darauf achten sollte, alle Nahrungsmittel so natürlich wie möglich aufzunehmen. Rohe Gemüse und Früchte sind gesünder als gedünstete, Vollkornmehl ist der Verdauung förderlicher als feines weißes Mehl, rohe Milch besser als gekochte.

Wer sich in der oben beschriebenen Weise ernährt und dabei nicht mehr ißt, als sein Körper verlangt – an das Übermaß gewöhnt sich der Körper nur durch ein zu üppiges Angebot –, der kann auch nicht dick werden. Und wer nicht dick ist, der bleibt von mancher Krankheit verschont, die die Ärzte heute auf das Übergewicht zurückführen.

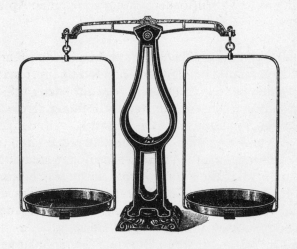

Der Kräutergarten der Natur

Von den wichtigsten Heilmaßnahmen, die ich zur Vorbeugung und bei der täglichen Krankenpflege empfehlen kann, habe ich schon gesprochen. Jetzt will ich Ihnen die wirksamsten Heilpflanzen in Kürze vorstellen, aus denen sich die besten Hausmittel gegen allerlei Unpäßlichkeiten, Beschwerden und Krankheiten herstellen lassen. Sie können sie selber sammeln, aber auch in der Apotheke oder in einer Kräuterhandlung kaufen. Manche Heilpflanzen sind zugleich wohlschmeckende Küchenkräuter, mit denen man Speisen aller Art, vor allem aber Salate und Gemüse, verfeinern kann. Sie lassen sich im Garten oder auf dem Balkon anbauen, zum Beispiel Thymian und Majoran, Melisse und Pimpernelle, Salbei und Basilikum, Borretsch und Meerrettich, Rosmarin, Petersilie und Schnittlauch.
Ich selbst habe seit vielen Jahren einen Kräutergarten, in dem fast alles wächst und gedeiht, was ich für meine Tees, Säfte und sonstigen Hausmittel brauche. Dabei kann ich ihn wegen meines fortgeschrittenen Alters nun schon einige Jahre nicht mehr so liebevoll und sorgfältig pflegen, wie er es verdiente. Trotzdem danken mir meine Pflanzen die Aufmerksamkeit, die

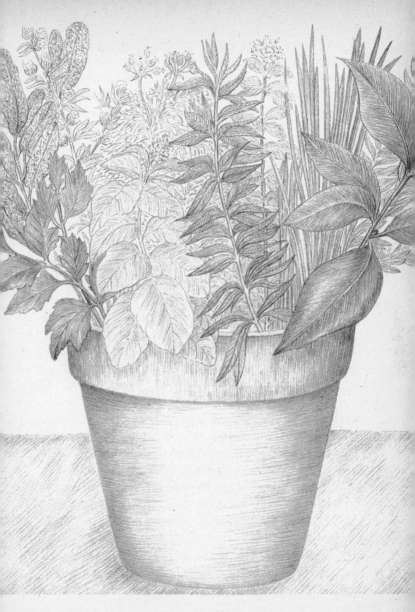

ich Ihnen bei meinen täglichen Gängen durch den Garten zuwende, mit üppigem Wuchs. Unter all den Pflanzen, die meinen Garten so dicht bevölkern, achte ich aber auch keine gering, keine ist Unkraut, jede hat einen ganz bestimmten Zweck und leistet mir auf die eine oder die andere Weise gute Dienste.
Auf den folgenden Seiten möchte ich Ihnen eine Zusammenstellung der Heilpflanzen geben, die eine besonders gute Wirkung haben, und Sie auch darauf hinweisen, wie man sie sich für die eigene Gesundheit zunutze machen kann. Ausführlich habe ich die segensreiche Wirkung der Heilkräuter ja schon in meinem ersten Buch beschrieben.

Alant, auch Helenenkraut, Glockenwurz oder Edelwurz genannter mehrjähriger Korbblütler, der auf feuchten tiefen Lehmböden gedeiht. Die Wurzel wird im Herbst ausgegraben, gereinigt und getrocknet. Ergibt abgekocht einen Tee gegen Bronchialbeschwerden, vor allem Verschleimung; aber auch ein gutes Mittel zur Magenstärkung und gegen Darmbeschwerden.

Angelica, auch Engelwurz oder Brustwurz genannter mehrjähriger Doldenblütler, der auf humusreichen, feuchten Böden gedeiht. Neben den Wurzeln, die im Herbst ausgegraben werden, sind auch die Blätter und Samen heilkräftig. Aus der kleingeschnittenen Wurzel bereiteter Tee ist der Verdauung förderlich und hilft auch bei Magen- und Darmbeschwerden.

Anis, einjähriger Doldenblütler, der einen warmen Platz und humusreichen Boden braucht. Die reifen Samen ergeben einen Tee, der hustenlösend wirkt, aber auch gegen Blähungen und Verdauungsstörungen angewandt wird. Er hat außerdem eine lindernde Wirkung bei kolikartigen Beschwerden.

Arnika, auch Bergwohlverleih oder Mönchsblume genannter gelbblühender Korbblütler, der vor allem auf Bergwiesen gedeiht; Arnikatinktur, deren Zubereitung ich auf Seite 77 beschrieben habe, wirkt schmerzlindernd und entzündungshemmend, aber auch anregend auf Herz, Kreislauf, Magen und Darm.

Augentrost, einjähriger Rachenblütler mit weißen oder bläulich-weißen Blüten; äußerlich angewandt, ist er bei Augenleiden (Augenentzündung, Augenschwäche) wirksam. Der Tee ist bei Magen- und

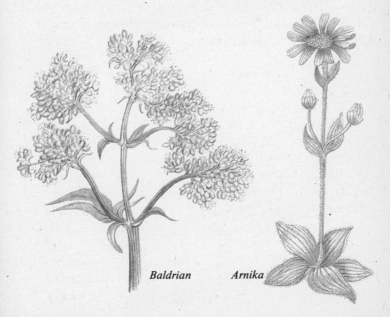

Baldrian   *Arnika*

Darmkatarrh zu empfehlen, aber nur in kleinen Mengen erlaubt, da sonst Vergiftungserscheinungen auftreten können. Anwendung von Augentrost sollte immer mit dem Arzt abgestimmt werden.

Baldrian, auch Augenwurz, Katzenkraut oder Hexenkraut genannter Halbstrauch, der am Waldrand, auf Wiesen und an Uferböschungen wächst. Die Wurzel wird im Herbst ausgegraben und gereinigt. Tee aus Baldrianwurzeln wirkt beruhigend und krampflösend, er ist besonders bei Schlafstörungen zu empfehlen. Baldrian lockt Katzen an, deshalb in geschlossenen Gefäßen aufbewahren!

Bärentraube, auch Wolfsbeere genanntes Heidekrautgewächs, das in den Wäldern und auf trockenen Ebenen gedeiht; das Pulver der getrockneten Blätter wird zu einem Tee verwendet, den man bei Blasen- und Nierenkatarrh trinken sollte.

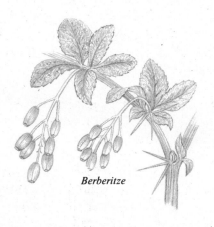

Berberitze

Basilikum, auch Hirnkraut oder Basilienkraut genannter einjähriger Lippenblütler, der als Küchengewürz angebaut wird und in keinem Kräutergarten fehlen sollte; Basilikumtee ergibt ein heilsames Mittel gegen Magen- und Darmbeschwerden.

Berberitze, auch Sauerdorn genannter, bis zu 3 Metern hoher Strauch mit sommergrünen Blättern und scharlachroten Beeren; die Wurzelrinde enthält Wirkstoffe, die bei hohem Blutdruck und Kreislaufstörungen eingesetzt werden. Der Blättertee gilt als verdauungsanregendes Mittel.

Bohnenkraut, einjähriger Lippenblütler, der als lila oder weiß blühendes Küchenkraut verbreitet ist; hat eine gute Wirkung bei Magen- und Darmverstimmungen und Brechdurchfall.

Borretsch, auch Gurkenkraut oder Gurkenkönigskraut genanntes einjähriges Rauhblattgewächs, das man im Frühjahr gleich an Ort und Stelle aussäen kann; das Kraut ist nicht nur eine gute Bienenweide und ein beliebtes Küchengewürz, sondern wirkt auch beruhigend bei Herzklopfen, ist schweißtreibend und kann bei Hustenreiz verwendet werden.

Brennessel, zur Gattung der Brennesselgewächse gehörende Pflanze mit ausdauerndem Wurzelstock, die ganz zu Unrecht als Unkraut verachtet wird. Der aus den getrockneten Blättern bereitete Tee ist heilkräftig bei allen Erkrankungen der Blase und der Harnwege, wirkt blutreinigend und regt den Stoffwechsel an; Brennessel-Gemüse von jungen, im Frühjahr geernteten Pflanzen zählt zu den feinsten Gemüsen, die ich kenne.

Brombeere, Rosengewächs mit weißen Blüten und schwarzen wohlschmeckenden Früchten. Aus den getrockneten Blättern wird ein Tee bereitet, der sich bei Durchfällen bewährt hat und blutreinigend wirkt.

Brunnenkresse, auch Bachkresse oder Wasserkresse genannter Kreuzblütler, der an Bächen und Flüssen gedeiht; die frischen Blätter ergeben einen guten Salat und haben eine blutreinigende Wirkung, zum Trocknen sind sie nicht geeignet.

Dill, auch Gurkenkraut genanntes einjähriges Doldengewächs; Tee aus Dillsamen hilft bei Bauchschmerzen und Blähungen, Dillblätter sind ein besonders feines Würzkraut für Salate und Gemüse.

Ehrenpreis, auch Männertreu oder Veronica genannter Rachenblütler mit blauen Blüten; Tee aus den getrockneten Blättern hat eine gute Wirkung bei Verschleimung der Atem-, aber auch bei Erkrankung der Harnwege; bei Hautausschlägen empfiehlt sich der Saft der frischen Pflanze.

Eibisch, auch Stockmalve, Samtpappel oder Althaea genanntes ausdauerndes Malvengewächs; Eibischtee wirkt gegen Husten und Heiserkeit, aber auch bei Blasen- und Darmbeschwerden. Er sollte aber nicht gekocht, sondern als kalter Aufguß zubereitet werden.

Eisenkraut, auch Verbena, Taubenkraut oder Eisenbart genannte bläulich blühende Staude, die meist am Wegrand zu finden ist; eine Abkochung aus Eisenkraut vertreibt, wenn man damit gurgelt, lästigen Mundgeruch.

Erdbeere, Rosengewächs mit weißen Blüten und wohlschmeckenden roten Früchten; die Blätter der Walderdbeere werden getrocknet und ergeben dann einen Tee, der blutreinigend und belebend wirkt; die frischen Blätter können auch zur Wundheilung benutzt werden.

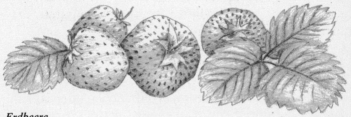

Erdbeere

Farnkraut, auch Wurmfarn, Johanniswurzel oder Maukenkraut genannte Pflanze mit großen Wedeln und meist fiedrigen Blättern; aus der Wurzel wird ein Bandwurmmittel gewonnen, das aber nur streng nach Verordnung eingenommen werden darf, weil sonst leicht Vergiftungserscheinungen auftreten können; die Blätter eignen sich als Badezusätze bei rheumatischen Beschwerden.

Fenchel, zweijähriger Doldenblütler, der warme Böden und viel Sonne liebt; der Samen wird im August oder September reif; Tee aus diesen Samen ist ein gutes schleimlösendes Hustenmittel und wirkt auch blähungstreibend.

Hagebutte, Heckenrosenfrucht, ergibt einen wohlschmeckenden, säuerlichen Tee, der bei Harn- und Nierenleiden sowie bei Magenkrämpfen eine gute Wirkung hat.

Hagebutte mit Blättern

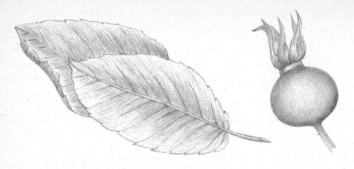

Hauhechel, auch Stallkraut, Weiberkrieg oder Harnkraut genannter Schmetterlingsblütler mit rosa Blüten; die Wurzel gilt als heilkräftig, sie wird im Herbst gesammelt und getrocknet; Hauhecheltee wirkt günstig bei Blasenbeschwerden und bei Entzündungen der Harnwege.

Heidelbeere, auch Blaubeere, Waldbeere oder Bickbeere genannter Halbstrauch mit wohlschmeckenden blauschwarzen Früchten; die getrockneten Beeren, in Rotwein oder Wasser gedünstet, wirken gegen Durchfall und Ruhr. Die Blätter, rechtzeitig vor der Fruchtreife gesammelt (nicht später!), sind gegen Zuckerkrankheit anwendbar, natürlich nur im Zusammenwirken mit dem Arzt.

Himbeere, zu den Rosengewächsen gehörender Halbstrauch mit weißen Blüten und wohlschmeckenden roten Früchten, die zu allerlei Säften, Sirups und Gelees verarbeitet werden; Tee aus Himbeerblättern ergibt, vor allem in Verbindung mit denen der Brombeere, ein Mittel, das blutreinigend wirkt.

Holunder, auch Holler oder Holder genanntes strauch- oder baumförmiges Holzgewächs mit weißen Blüten, aus denen man, mit heißem Wasser übergossen, einen schweißtreibenden Tee bereiten kann, der sich auch bei Heiserkeit und Schnupfen bewährt; eine ähnliche Wirkung hat der aus den Früchten zubereitete Holundersaft.

Huflattich, staudiger Korbblütler mit gelben Blüten und Blättern von der Form eines Pferdehufs; Huflattich-Tee wirkt wohltuend gegen Heiserkeit und Husten.

Johanniskraut, auch Frauenkraut oder Hexenkraut genanntes Gewächs mit gelben Blüten, das früher in der Johannisnacht gesammelt wurde und böse Geister vertreiben sollte; Johanniskrauttee wirkt lindernd bei Bronchialkatarrh und hilft bei Menstruationsbeschwerden, Johanniskrautöl ist ein wirksames Einreibemittel für Wunden und zur allgemeinen Hautpflege.

Kalmus, auch Ackerwurz oder Magenwurz genannte Heilpflanze aus der Gattung der Aronstabgewächse; die heilkräftige Wurzel ist von aromatischem Geschmack, sie wird getrocknet und in kleine Würfel geschnitten; der Tee daraus hat eine gute Wirkung bei Verdauungsstörungen und hilft bei anhaltender Appetitlosigkeit.

Kamille, Korbblütler mit weißen Strahlblüten, der sich durch Samen vermehrt und vor allem kalkhaltige Böden liebt; die Kamille zählt zu den heilkräftigsten Pflanzen, die die Natur uns bietet; verwendet werden nur ihre Blüten. Kamillentee wirkt krampflindernd und schmerzstillend, hilft bei vielen Erkrankungen im Magen- und Darmbereich (Magenkatarrh, Blähungen, Magenkrämpfe) und bewirkt, vor dem Schlafengehen getrunken, eine ruhige Nacht. Äußerlich angewendet in Form von Wickeln, Kompressen oder als Zusatz von Bädern und Dämpfen hat er eine entzündungshemmende Wirkung.

Kastanie, Roßkastanie, in Mitteleuropa häufig vorkommender Laubbaum, aus dessen Rinde sich eine wirksame Abkochung gegen Hämorrhoiden und Krampfadern bereiten läßt; die Blüten, in Olivenöl angesetzt, helfen bei rheumatischen Beschwerden.

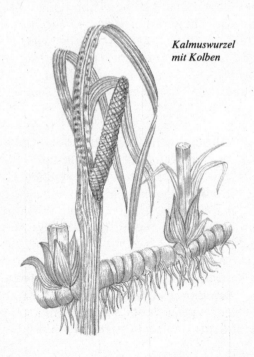

Kalmuswurzel mit Kolben

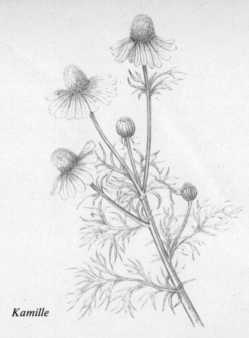
Kamille

Klette, zur Gattung der Korbblütler gehörende zweijährige Pflanze, von der vor allem die Wurzeln für Heilzwecke Verwendung finden; Klettenwurzeln wirken harn- und schweißtreibend und haben auch eine blutreinigende Wirkung. Äußerlich angewandt, dient der Tee aus Klettenwurzeln zur Behandlung von Hautunreinheiten.

Knoblauch, auch Knofel oder Knobloch genannte Pflanze, die zu den Liliengewächsen gehört und ursprünglich aus Innerasien gekommen ist; der Genuß von Knoblauch regt Darm- und Magensäfte an und ist einer guten Blutzirkulation besonders förderlich; er ist zur Vorbeugung der heute so häufigen Arteriosklerose und des Bluthochdrucks zu empfehlen; daneben wird er als vielseitig verwendbares Küchengewürz geschätzt.

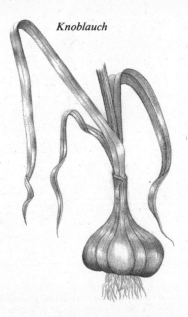
Knoblauch

Königskerze, auch Wollkraut oder Fackelkraut genannter zweijähriger Rachenblütler, der mehr als zwei Meter hoch wird; aus den Blüten bereitet man einen hochwirksamen Tee, der sich vor allem bei Bronchialkatarrh, Husten und Heiserkeit bewährt.

Kreuzkraut, auch Greiskraut genannter Korbblütler; die Blätter werden zerquetscht und helfen bei Insektenstichen; sie haben auch blutstillende Wirkung.

Kümmel, zu den Doldengewächsen gehörende Pflanze, deren Früchte vor allem als Gewürz dienen; die Heilwirkung des Kümmels besteht darin, daß er, als Tee aufgebrüht, Magenkrämpfe und Blähungen lindert.

Lavendel, mehrjähriger Lippenblütler, der durch Samen oder Stecklinge vermehrt werden kann; Lavendel wird ebenso als wohlriechendes Duftmittel verwendet (Lavendelkissen, Lavendelbüschel im Wäscheschrank) wie auch als Heilmittel; Lavendel hat eine krampflösende und erfrischende Wirkung; ein Bad, dem man einen Auszug von Lavendel zusetzt, regt an und löst.

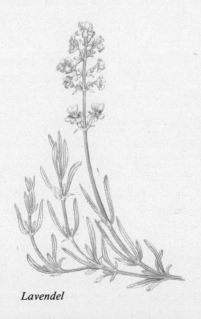

Lavendel

Liebstöckel, ausdauernder Doldenblütler, von dem vor allem die Wurzel eine heilkräftige Wirkung hat; man gräbt sie im Spätherbst aus und verwendet sie frisch oder getrocknet; Tee aus Liebstöckel-Wurzel wirkt bei Verdauungsbeschwerden und Magenschmerzen; setzt man den Tee einem warmen Bad zu, hilft er bei Unterleibsbeschwerden der Frau.

Löwenzahn, auch Kuhblume, Butterblume, Pusteblume oder Kettenblume genannter Korbblütler, der auf Wiesen und am Feldrain wächst; heilkräftig ist die Wurzel, die eine schweißtreibende und reinigende Wirkung hat; auch bei Erkrankungen der Galle und Leber ist eine Behandlung mit Löwenzahn angezeigt. Aus den frischen jungen Blättern kann man einen vorzüglichen Salat bereiten.

Lorbeer, der bis zu 6 Meter hoch wachsende Baumstrauch kommt bei uns im Freien nicht vor, die Pflanze ist vor allem im Mittelmeergebiet heimisch;

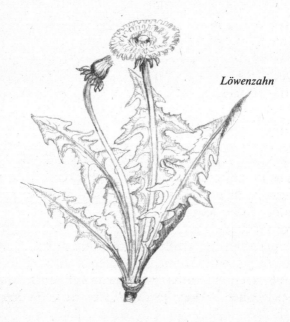

Löwenzahn

die Blätter wirken lindernd bei Blähungen und Verdauungsstörungen. Auch ergeben sie einen kräftigenden Badezusatz.

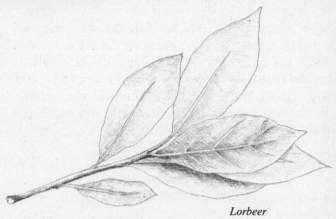

Lorbeer

Melisse, auch Zitronenmelisse oder Mutterkraut genannter Lippenblütler, der aus dem Orient eingeführt wurde und heute als Gewürzpflanze angebaut wird; der Tee aus Melissenblättern wirkt beruhigend bei Schlafschwierigkeiten, auch bei Magenbeschwerden und Menstruationsstörungen hat Melisse eine gute Wirkung.

Odermennig, auch Bruchwurz oder Ackermennig genanntes Rosengewächs mit gelben Blütenähren. Der Blättertee hilft bei Halsschmerzen und Rachenentzündung, außerdem ist er bei Gallen- und Leberbeschwerden angezeigt; auch bei der Anwendung gegen Nierenleiden hat er sich vielfach bewährt.

Petersilie, zu den Doldengewächsen gehörende zweijährige Pflanze; Petersilie muß, wenn sie heilwirksam sein soll, richtig dosiert werden, sie ist zum Beispiel nicht erlaubt bei Nierenentzündung; andererseits wirkt sie harntreibend und regt auch die Verdauung an; frisch gepreßter Petersiliensaft, der ins Waschwasser gegeben wird, soll Sommersprossen vorbeugen.

Pfefferminze, ausdauernder Lippenblütler, dessen Blätter zu den beliebtesten Küchenkräutern zählen; die Pflanze liebt leicht feuchten Gartenboden; Tee aus Pfefferminzblättern hat eine krampflösende Wirkung bei Magen- und Darmbeschwerden sowie Blähungen; insgesamt wirkt er schmerzlindernd und kann auch bei neurasthenischen Beschwerden getrunken werden.

Rosmarin, immergrüner strauchartiger Lippenblütler, der vor allem im Mittelmeergebiet heimisch ist; Rosmarintee wirkt wohltuend bei Magenbeschwerden, er fördert die Durchblutung und kann auch bei Beschwerden des Unterleibs angewendet werden; erfrischend wirkt ein Rosmarinbad nach größeren Anstrengungen und auch bei quälenden Kopfschmerzen.

Salbei, ausdauernder Lippenblütler, den man als Gewürzkraut auch im Garten heranziehen kann; der Tee mildert den Hustenreiz, wirkt aber auch bei Magenbeschwerden und kann zur Kräftigung des Zahnfleisches eingerieben oder auch als Mundwasser benutzt werden.

Tausendgüldenkraut, auch Fieberkraut oder Muttergotteskraut genannte zweijährige Kräuterpflanze, die zur Familie der Enziangewächse gehört; der Tee

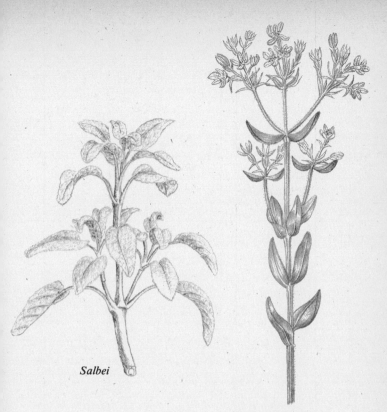

Salbei

Tausendgüldenkraut

wirkt günstig bei den verschiedensten Magenbeschwerden und gegen Verstopfung.

Thymian, auch Kudelkraut oder Demut genannter ausdauernden Lippenblütler, der ursprünglich im Mittelmeerraum heimisch war und heute als Küchenkraut bei uns angebaut wird; Tee aus Thymian wirkt schmerzlindernd und krampfstillend; ich empfehle ihn bei Bronchialkatarrh und Husten sowie bei Keuchhusten.

Wegwarte, auch Zichori oder Zigurn genannter mehrjähriger Korbblütler, der vor allem auf Kalk- und Sandböden gedeiht; diese wirksame Heilpflanze ist vor allem bei Leber- und Gallenbeschwerden anzuraten.

Wermut, auch Absinth oder Magenkraut genannter anspruchsloser Korbblütler; er hat eine gute Wirkung bei allen Magenbeschwerden und bringt Erleichterung bei Verstopfung.

Zinnkraut, auch Schachtelhalm oder Ackerschachtelhalm genannte blütenlose Pflanze, die als lästiges Unkraut gilt, aber sehr heilkräftig ist; es hilft bei Beschwerden der Bronchien ebenso wie bei Blasenleiden und hat eine blutreinigende Wirkung.

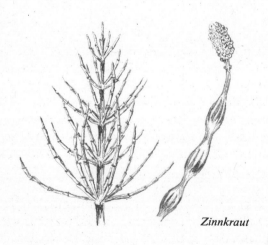

Zinnkraut

Das ABC der Krankheiten und Beschwerden

Hausmittel – das sind die Heilmittel und Heilverfahren, die die Natur uns anbietet. Sie beruhen auf uralten Volksweisheiten, aber auch auf der Erfahrung vieler Heilkundiger und Ärzte, die sich um die Naturheilkunde verdient gemacht haben.
Und schon Hippokrates, der größte Heilkundige der Antike, hatte erkannt: »Der Arzt hilft, aber die Natur heilt.«

Hausmittel sind keine Wundermittel; was eine Behandlung mit ihnen vor allem erfordert, ist guter Wille zum Gesundwerden, die Einhaltung der angegebenen Dosis und – Geduld. Natürliche Mittel helfen und heilen nicht von heute auf morgen, wie ja auch die meisten Erkrankungen nicht von einer Stunde zur andern über uns kommen, sondern sich allmählich und manchmal kaum merklich in unseren Körper einschleichen.

Hausmittel anwenden bedeutet, sich die guten und schönen Dinge nutzbar machen, die die Natur bietet – Wasser, Luft, Sonne und Pflanzen. Sie alle sind Teil der Schöpfung, und sie helfen uns, weil auch wir ein Teil dieser Schöpfung sind.

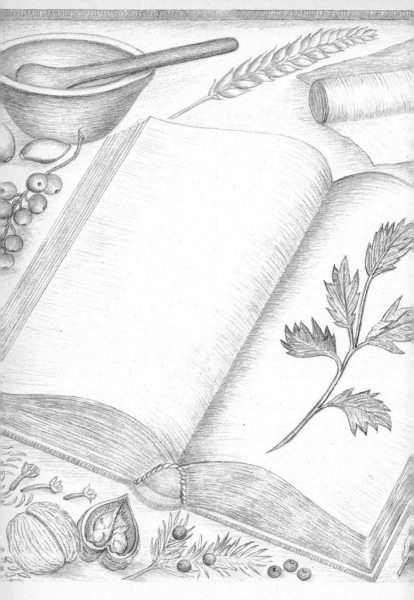

Abszesse

Bei einer Eiterbeule oder einem Abszeß muß man als erstes dafür sorgen, daß sie sich öffnet und entleert. Dazu ist vor allem Wärmeanwendung notwendig. Ich empfehle eine Auflage von heißem, gekochtem Leinsamen, der dick auf ein Tuch gestrichen und auf den Abszeß gelegt wird. Ein trockenes wird darübergebunden. Oft genügt es auch, eine heiße Kompresse (beschrieben auf Seite 41) auf die Eiterbeule zu legen und mit einem trockenen Tuch abzudecken. Auf diese Weise wird der Abszeß aufgeweicht, und der Eiter kann abfließen.
Dieselbe Wirkung läßt sich auch mit frischen Weißkohlblättern erzielen, die man mit dem Bügeleisen heißbügelt und auf die eitrige Stelle legt. Sobald die Blätter abgekühlt sind, muß man sie erneut heißbügeln und so lange auflegen, bis der Eiter abgeht.
Ein altbewährtes Heilmittel ist die Tomate; auch sie kann Eiter herausziehen. Eine Tomatenscheibe wird auf den Abszeß gelegt und mit einem Tuch festgebunden. Einige Stunden oder besser über Nacht liegenlassen.
Auch Honig, der Allesheiler, eignet sich zur Behandlung von Eiterbeulen. Man streicht ihn auf die Wunde und deckt sie mit einem Tuch oder Verband ab. Diese Auflage sollte alle 2–3 Stunden frisch gemacht werden.
Zur Wundbehandlung bei Abszessen ist uns aber auch mit der Heilpflanze Arnika ein nützliches Kraut gewachsen. *Arnikatinktur* bereite ich so zu: Eine Handvoll frische Arnikablüten mit ½ Liter Branntwein aufgießen und in einem fest verschlossenen Glas an einen warmen Platz bringen. 4 Wochen ziehen las-

sen und abseihen. Nur äußerlich anwenden! Man kann Arnikatinktur aber auch fertig in der Apotheke kaufen.
Zur Behandlung des Abszesses wird die Tinktur mit Wasser verdünnt, damit sie die Haut nicht angreift. Die umgebende Haut sollte gut mit Fettcreme eingerieben werden, dann schadet ihr diese Tinktur auch bei längerer Anwendung nicht.
Ganz zum Schluß empfehle ich ein weiteres sehr altes Hausmittel: das *Eisenkrautpflaster.*
1 Handvoll Eisenkraut wird mit 1 Eiweiß, 1 Eßlöffel Mehl und 2 Eßlöffeln Wasser (oder Weihwasser) vermischt und auf ein Gazeläppchen gestrichen, das man auf einen durch Dampf sehr heiß gewordenen Topfdeckel legt, um es ein wenig zu erwärmen. Diese Auflage kommt für 12–24 Stunden auf den Abszeß und wird mit einem Tuch, einem Verband oder einem Heftpflaster befestigt. Die Behandlung soll an 3 aufeinanderfolgenden Tagen wiederholt werden.

Afterjucken

Diese höchst unangenehme Erscheinung kann ihre Ursache in verschiedenen Krankheiten haben, deshalb muß in jedem Fall der Arzt dem Leiden auf den Grund gehen. Zur Linderung möchte ich ein paar bewährte Hausmittel empfehlen:
Der Juckreiz wird gemindert durch heißes Waschen mit klarem Wasser oder mit Wasser, dem man einen Schuß Essig zusetzt.

Auch Sitzbäder mit einem Auszug von Zinnkraut haben eine lindernde Wirkung. Dazu bringt man eine Handvoll Kräuter in einem halben Liter Wasser zum Kochen und läßt sie 20 Minuten auf kleiner Flamme ziehen, bevor man sie in das Sitzbad abseiht.
Gute Erfahrungen kann man auch mit frischer oder getrockneter Pfefferminze machen, die als Aufguß ins Waschwasser gemischt wird (1 Handvoll auf 1 Liter Wasser).
Im Sommer gibt es nichts Besseres als Luft und Sonne.
In jedem Fall ist auf allergrößte Reinlichkeit zu achten, weil sonst die Haut zusätzlich gereizt wird.
Gegen die schon eingetretene Hautreizung empfehle ich ein Kleiebad, das wie folgt zubereitet wird:
Für ein Sitzbad braucht man 50 Gramm Weizenkleie, die man in das warme Bad streut, dazu kommt noch ein Schuß Weinessig. Nach dem Bad sollte die Haut mit Pflanzenöl eingerieben werden.
Ursache für diese lästige Beschwerde muß nicht in jedem Fall eine organische Krankheit sein, sie kann auch hervorgerufen werden durch Nervosität. Dann hilft nur eines: seine Lebensweise überdenken, auf Genußgifte wie Nikotin und Coffein verzichten, um das Grundübel, die Überreizung der Nerven, zu beseitigen. Nur dann können die oben beschriebenen Mittel ihre wohltätige Wirkung tun.

Weizenähre

Akne

Bei dieser Krankheit, die hauptsächlich Jugendliche in den Entwicklungsjahren plagt, ist mein erster Rat: Auf eine natürliche Ernährung mit viel frischem Obst und Gemüse achten, Kochsalz so weit wie möglich meiden, auf reichlichen Fleischgenuß verzichten; Pflanzenfett ist besser als Butter und Schmalz. Bei vernünftiger Kost verschwinden nämlich meist die Verdauungsstörungen, die mit zu den Ursachen der Akne gehören.

Aufenthalt an frischer Luft und häufige, aber kurze Sonnenbäder wirken sich ebenfalls heilsam aus.

Zur äußeren Anwendung empfehle ich, zweimal in der Woche Lehm oder Heilerde aufzulegen. Die Heilerde aus der Apotheke wird mit kaltem Wasser zu einem Brei angerührt und dick auf die zu behandelnden Stellen aufgetragen. Die Auflage bleibt so lange liegen, bis der Brei getrocknet ist. Auch Waschungen mit einem Aufguß aus den Blättern der Schafgarbe (1 Handvoll auf 1 Liter) wirken gegen die lästigen Pikkel. Allerdings muß man bei dieser Behandlung Geduld haben, der Erfolg stellt sich erst nach geraumer Zeit ein.

Wirksam sind auch Gesichtsdampfbäder mit Kräutern. Man kann ihnen Heublumen (1 Handvoll in 1 Liter Wasser zum Kochen bringen) zusetzen oder auch Kamille. Sie werden so angewendet, wie auf Seite 42 das Kamillendampfbad. Diese Behandlung mehrmals wiederholen.

Auch eine Mischung aus frisch geriebenem Meerrettich und Zitronensaft, verdünnt mit etwas Regenwasser, die man täglich einmal vorsichtig auf die von

Akne befallenen Stellen tupft, hat sich bewährt.
Und wieder einmal weise ich auf das Heilmittel Honig hin, der in Form von Aufschlägen auch bei Hautunreinheiten eine gute Wirkung hat.
Ergänzen möchte ich schließlich meine Ratschläge noch mit dem Hinweis auf die reinigenden Kräutertees. Vor allem ein Aufguß aus den Blättern des Waldstiefmütterchens wirkt sich sehr günstig aus; denn bei diesem Leiden muß wie bei vielen anderen auch die Heilung in erster Linie von innen kommen.
Der erste Schritt auf dem Weg zur Besserung aber ist – ich möchte es noch einmal sagen – ein geregelter Stuhlgang. Darüber mehr unter dem Stichwort »Verstopfung«.

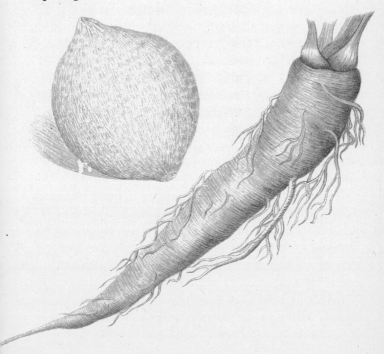

Appetitlosigkeit

Bei manchen Krankheiten vergeht einem der Appetit. Und das ist sehr gut und nützlich eingerichtet. Denn wenn der Körper nicht zu verdauen braucht, kann er alle seine Kräfte zur Bekämpfung der Krankheit einsetzen. Gegen eine solche Appetitlosigkeit, deren Ursache ja ein anderes Leiden ist, unternimmt man am besten gar nichts, außer daß man auf regelmäßige Stuhlentleerung des Kranken achtet; daß er dabei ein paar Pfund verliert, schadet gar nichts.

Wenn aber die Appetitlosigkeit lange anhält, muß natürlich der Arzt ihrer Ursache auf den Grund kommen und geeignete Maßnahmen treffen. Ist eine organische Krankheit als Ursache ausgeschlossen, kann man allerlei tun, um den Appetit wieder anzuregen. Dann sorgen zum Beispiel abwechselnd warme und kalte Duschen oder auch Wechselbäder (zum Schluß immer kalt!) dafür, daß der Stoffwechsel kräftig angeregt wird und sich der Appetit bald wieder meldet. Eine ähnliche Wirkung haben auch Essigwasser-Abwaschungen am Morgen und abendliche heiße Essigwickel auf den Leib (alles über Wickel finden Sie auf den Seiten 34–40).

Vor allem, wenn es sich um ein Kind handelt, rate ich dazu, Süßigkeiten, Kuchen oder Kekse wegzulassen und es statt dessen lieber zum Essen von rohem Obst, Gemüse, Quark und Sahne anzuhalten. Das fördert die Verdauung, mit der sich bald auch der Appetit wieder einstellt.

Natürlich ist gegen die Appetitlosigkeit in Gottes schöner Natur auch ein heilsames Kraut gewachsen, das zwar nicht gerade wohlschmeckend, dafür aber sehr wirksam ist: Wermut. Aus 40 Gramm kleingeschnittenen Wermutblättern und -blüten, über die man 1 Liter trockenen Weißwein gießt, bereitet man einen Wein. In einer gut verschlossenen Flasche muß er einige Tage ziehen, bevor man ihn durch ein Tuch gießen und jeweils vor dem Essen ein kleines Weinglas davon trinken kann.

Arterienverkalkung

Der vorzeitigen Verkalkung mit ihren unangenehmen Begleiterscheinungen läßt sich vorbeugen. Damit die Gefäße möglichst lange elastisch bleiben und Gefäßverengungen durch Einlagerungen vermieden werden, kann man nicht früh genug mit einer Lebensweise anfangen, die einen vor solchem Verschleiß möglichst lange bewahrt.
Vor allem sollten Sie Wert auf eine Ernährung legen, die viele frische, vitaminreiche Nahrungsmittel wie Obst, Gemüse, Kräuter, Milch enthält; Schwarzbrot ist besser als Weißbrot, Honig gesünder als Zucker. Dabei ist jedes Übermaß von Schaden. Von Zeit zu Zeit empfiehlt sich sogar ein Saft-Fasten- oder ein Obsttag (wie auf Seite 52 beschrieben), um die Verdauungsorgane von ihrer schweren Arbeit zu entlasten. Außerdem kann ich keinen besseren Rat geben, als reichlich von der heilsamen Wirkung des Wassers und der Heilkräuter Gebrauch zu machen.
So möchte ich regelmäßige Bäder mit Zusätzen von

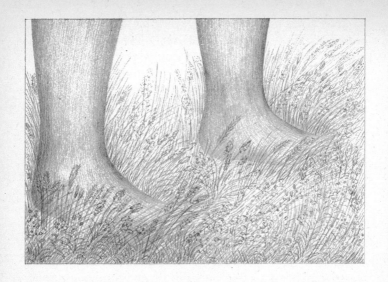

Melisse oder Kalmus empfehlen. Einige Handvoll getrocknete oder ein Strauß frische Melisse werden mit Wasser kalt aufgesetzt und 20 Minuten gekocht; das Ganze durch ein Sieb ins Badewasser gießen. Für das Kalmusbad verwendet man die gereinigte und kleingeschnittene Kalmuswurzel, man braucht etwa 300 Gramm für ein Vollbad; die Wurzelstücke werden kalt angesetzt und anschließend 15 Minuten gekocht. Den Absud ins Badewasser geben.
Auch Heublumen- und Fichtennadelbäder (wie auf Seite 26 bzw. 23 beschrieben) haben eine vortreffliche erfrischende und belebende Wirkung und regen die Durchblutung kräftig an. Ansteigende Fußbäder (siehe Seite 22) sind ebenfalls wohltuend.
Zur Vorbeugung von Arterienverkalkung ist auch das Wassertreten (siehe Seite 33) in einem Becken oder in der Badewanne anzuraten, ebenso wie das Tautreten im nassen Gras am frühen Morgen oder – für Abge-

härtete – das Barfußgehen im Schnee. Und bitte denken Sie daran, daß die Füße vorher gut warm sein müssen.

Bei bereits eingetretener Arterienverkalkung ist aber bei Wechselfußbädern wie auch bei allen Kaltanwendungen Vorsicht geboten, weil der Wärmehaushalt des Körpers unter Umständen einer solchen Behandlung nicht gewachsen ist. Bitte beherzigen Sie meinen Rat, in diesem Fall jede Maßnahme mit dem Arzt abzustimmen.
Günstig ist es auch, heiße Heublumensäcke auf die Knie zu legen. Dazu werden 5 Handvoll Heublumen mit 4 Eßlöffeln Weinessig übergossen und in einem eisernen Topf erhitzt. (Nicht anbrennen lassen!) Dann werden die heißen Heublumen in ein Leinensäckchen gefüllt und auf die Knie gelegt. Ein Tuch darüber wickeln und am besten über Nacht dort liegenlassen.
Wohltuend wirken auch Zwiebeln (2–3 Stück), die man zerschneidet, weich dämpft (ohne Zusatz von Fett oder Wasser), in ein Gazetuch einschlägt und auf die Knie legt. Ein Tuch herumwickeln und ebenfalls über Nacht liegenlassen. Ich möchte Ihnen empfehlen, solche Heublumen- und Zwiebelauflagen im Wechsel zu machen.
Von der vernünftigen Ernährung zur Vorbeugung der Arterienverkalkung haben wir schon gesprochen. Ergänzend dazu noch ein paar Ratschläge:
Legen Sie sich einen reichlichen Vorrat an Knoblauch zu, er fördert die Blutzirkulation aufs beste. Essen Sie frischen Knoblauch zu Salaten oder vermischt mit Butter und Quark oder einfach mit Brot und Käse; aber natürlich auch als Gewürz für Fleisch und

Gemüse, selbst wenn er gekocht etwas von seinem wertvollen Gehalt einbüßt. Ein gutes Mittel ist auch der bewährte Knoblauchschnaps, für den Sie 3 ganze Knoblauchzwiebeln in ½ Liter Branntwein ansetzen und 15–20 Tage ziehen lassen. Abseihen und vor jeder Mahlzeit 15 Tropfen in einem kleinen Glas Wasser trinken.

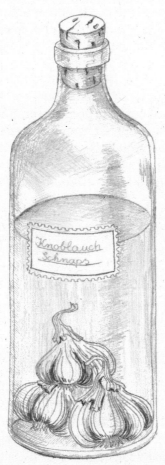

Eine weitere Ergänzung des täglichen Speisezettels sollte rohes Sauerkraut sein, das vor allem dann, wenn man es morgens nüchtern ißt, seine gute Wirkung tut.
Zur Erdbeerzeit empfehle ich, täglich bis zu 1 Kilo frische Früchte zu essen, später im Jahr dann rote Johannisbeeren in derselben Menge.
Schließlich möchte ich Sie noch auf einen Tee hinweisen, den ich schon in meinem Heilkräuterbuch beschrieben habe. Er besteht aus Mistel und Johanniskraut, und mit ihm habe ich die besten Erfahrungen gemacht. Dazu brühe ich je 3 Finger voll mit ½ Liter Wasser auf, lasse den Tee ziehen und seihe ihn ab. Dann setze ich 10 Tropfen Arnikatinktur (Seite 77) hinzu. Diese Mixtur trinkt man tagsüber in kleinen Schlucken.

Asthmatische Beschwerden

Asthmatiker lassen ihr Leiden selbstverständlich vom Arzt behandeln und halten sich an seine Ratschläge. Hier nur einige allgemeine Hinweise für eine Lebensweise, die die Linderung des Leidens begünstigen kann.
Abwaschungen des ganzen Körpers, abwechselnd warm und kalt (zum Schluß kalt!) können wohltuend wirken, ebenso Luftbäder und Trockenbürsten, so wie ich es auf Seite 44 bzw. 47 beschrieben habe.
Was die Ernährung angeht, ist darauf zu achten, daß

sie möglichst viel oder sogar überwiegend Rohkost und wenig Kochsalz enthält.
Bei einem Asthmaanfall empfehle ich heiße Wickel um Waden und Unterarme oder ansteigende Unterarmbäder (zunächst die Arme in lauwarmem Wasser baden, dann durch Zugießen von heißem Wasser allmählich bis auf 40° erhitzen).
Linderung bringen auch heiße Essigwasserwickel um die Brust oder heiße Heublumenauflagen.
Ein uraltes und sehr wirksames Hausmittel bei asthmatischen Beschwerden ist eine Mischung aus geriebenem schwarzen Rettich und Honig. Dazu werden ⅓ Rettich mit ⅔ Honig verrührt; vor dem Schlafengehen nimmt man davon 1 Teelöffel voll ein. Man kann aber auch einen schwarzen Rettich aushöhlen, ihn mit Honig füllen und über Nacht stehen lassen. Am nächsten Morgen wird die Flüssigkeit getrunken. 14 Tage lang sollte man diesen Morgentrunk täglich einnehmen.

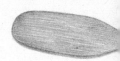

Augenbeschwerden

Unsere Augen gehören zum Kostbarsten, was uns der Schöpfer mitgegeben hat. Ohne sie könnten wir all die Schönheiten der Natur um uns herum nicht sehen und genießen. Deshalb müssen wir auf sie mit besonderer Sorgfalt achten.
Augenkrankheiten jedweder Art sollten auf jeden Fall vom Augenarzt behandelt werden. Aber man

kann ihnen auch vorbeugen und viel für die Erhaltung seiner Sehkraft tun. Dazu gehören als Allgemeinmaßnahmen alle die Anwendungen, die dem ganzen Organismus wohltun, wie Barfußlaufen, Tautreten, Wechselduschen, Fußbäder mit Salzzusatz (1 Handvoll Kochsalz ins warme Fußbad) und anschließendem Wassertreten (siehe Seite 33). Auch eine gesunde Ernährung mit frischem Obst und Gemüse ist der Gesunderhaltung der Augen förderlich. Als spezielle Behandlung empfehle ich das Augen- und Gesichtsbad, das der Kräftigung der Sehorgane dient und vor allem denjenigen wohltut, die ihre Augen von Berufs wegen stark anstrengen müssen. Man taucht das Gesicht in eine Schüssel mit kaltem Wasser, wobei der Hals nicht durch einen engen Kragen oder Schal behindert sein soll. Unter Wasser werden die Augen einige Male geöffnet und wieder geschlossen. Zwischendurch einatmen und das Bad zwei- oder dreimal wiederholen. Gesteigert wird die erfrischende Wirkung noch, wenn man statt klarem

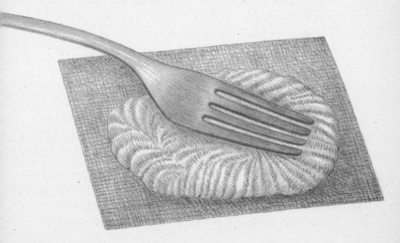

Wasser einen kalten Kräuteraufguß verwendet, der durch ein feines Mull- oder Gazetuch gefiltert werden muß.
Für Augenbäder geeignet sind Fenchel, Augentrost oder Zinnkraut. Man bereitet einen Tee aus getrockneten Kräutern (1 Prise auf 1 Schnapsglas kochendes Wasser). Man kann ein solches Augenbad zwei- bis dreimal in jeder Woche anwenden.
Lindernd bei Augenschmerzen und Augenentzündung wirkt auch ein frisches Blatt von der Weinrebe, das man sich über Nacht auf das schmerzende Auge bindet; auch kann man frische Blätter vom Storchenschnabel auflegen.
Eine unangenehme und lästige Beeinträchtigung bringt ein *Gerstenkorn* mit sich. Spürt man ein Jucken und Ziehen am Auge, so muß man damit rechnen, daß ein Haarbalg am Augenlid entzündet ist. Dann lohnt sich der Versuch, die Entzündung durch einen kalten Aufschlag mit Kamillentee (1 Teelöffel getrocknete Kamille auf 1 Tasse) zurückzudrängen. Gleichzeitig nimmt man zur Ableitung vom Kopf ansteigende Fußbäder (wie auf Seite 22 beschrieben) mit Meersalz (½ Pfund je Bad).
Läßt sich die Entzündung nicht mehr aufhalten, behandelt man die geschwollene und gerötete Stelle mit einem heißen Aufschlag aus selbstgemachtem Kartoffelbrei. Er wird auf ein baumwollenes oder leinenes Tuch gestrichen und so heiß wie möglich auf die entzündete Stelle gelegt. Wenn der Eiter abgeflossen ist, macht man wieder Augenbäder.
Gute Erfahrungen habe ich auch mit einem anderen alten Hausmittel gemacht: Man befestigt mit Hilfe eines Heftpflasters eine rohe Zwiebelscheibe unterhalb des Ohrläppchens (ist das Gerstenkorn am linken

Auge, kommt die Zwiebel unters linke Ohr und umgekehrt). So unglaublich dies klingt, aber in vielen Fällen wird dadurch der Eiter herausgezogen.

Blähungen

Die erste Maßnahme bei häufigen Blähungen muß sein, daß man für eine geregelte Verdauung sorgt, notfalls durch Umstellung der Nahrung auf reichlich Frischkost. Auf langsames Essen und gründliches Kauen achten! Vollkornbrot statt Weißbrot essen! Nichts Aufgewärmtes zu sich nehmen! Ein kühlender Aufschlag mit Essigwasser auf den Bauch hat oft gute Wirkung. Bei starken Schmerzen empfiehlt sich aber Wärmeanwendung mit Hilfe einer Wärmflasche oder einer heißen Kompresse (wie ich es auf Seite 41 beschrieben habe), die in Wasser oder Essigwasser getaucht wird. Zur Anregung der Verdauung und zur

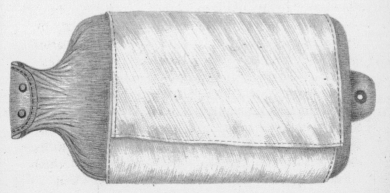

Ableitung von Gasen eignet sich auch der Unterguß (Seite 32) nach Pfarrer Kneipp. Er wirkt kräftig auf die Blutzirkulation in allen Organen des Leibes. Oft genügt es aber auch schon, jeden Tag den ganzen Rücken mit kaltem Essigwasser (auf 1 Liter Wasser 1 Schuß Weinessig) abzuwaschen.
Schließlich empfehle ich einen Tee aus Kümmel oder Fenchel. Von ersterem zerstößt man 3 Teelöffel des Samens in einem Mörser und gießt das Ganze mit 1 Tasse kochendem Wasser auf. Zehn Minuten ziehen lassen. Vom Fenchelsamen genügt 1 Eßlöffel voll auf ¼ Liter kochendes Wasser. Der Samen muß vorher zerstoßen werden, damit die Wirkstoffe ausgezogen werden können.

Blasenbeschwerden

Hier ist in jedem Fall ärztlicher Rat einzuholen, um die Ursachen aufzuklären.
Zur Linderung von Blasenbeschwerden aber gibt es verschiedene Hausmittel, die auch nach Abklingen der Krankheit zur Vorbeugung zu empfehlen sind. Wichtig ist, daß der für solche Krankheiten Anfällige immer warme Füße hat und auch auf warme Unterwäsche achtet. Eine günstige Wirkung haben warme Sitzbäder, denen man einen Aufguß von Kamille oder Zinnkraut zusetzen kann. Man braucht davon jeweils 1 Handvoll, gibt sie in kaltes Wasser und bringt sie zum Kochen; dann müssen die Kräuter 20–30 Mi-

nuten auf kleiner Flamme ziehen. Der Auszug wird ins Badewasser abgeseiht. Wohltuend wirken auch heiße Kompressen mit Essigwasser auf den Unterleib. Die Anwendung ist auf Seite 41/42 beschrieben. Allgemein sollte man bestrebt sein, sich allmählich durch Wechselduschen und kalte Güsse (Seite 30) abzuhärten und vorbeugend zweimal wöchentlich ein Fichtennadelbad nehmen.

Verzichten Sie beim Kochen auf scharfe Gewürze und möglichst auf die Verwendung von Kochsalz. Durch regelmäßiges Trinken von Kamillentee beugt man den unangenehmen Blasenbeschwerden vor. Auch Zinnkrauttee (auf 2 Tassen Wasser 2 Teelöffel getrocknetes Zinnkraut kalt ansetzen und aufkochen) hat eine beruhigende Wirkung.

Blutandrang zum Kopf

Dieser Erscheinung, die vor allem bei Frauen in den Wechseljahren auftritt und oft mit allgemeiner Mattigkeit und Kopfschmerzen verbunden ist, kann man am besten begegnen, wenn man sich viel Bewegung an frischer Luft verschafft (Gymnastik am offenen Fenster, Wanderungen, ausgedehnte Spaziergänge, bei Abhärtung Tautreten am Morgen), sich vernünftig ernährt und dabei auf regelmäßige Verdauung achtet und auf Gifte wie Nikotin und Coffein so weit wie möglich verzichtet. Auch den Alkohol sollte man meiden.

Beste Erfahrungen habe ich mit Wechselfußbädern gemacht, wie sie auf Seite 22 beschrieben sind, und mit Wassertreten am Abend und Armgüssen oder Armbädern (Seite 31 bis 34), weil alle diese Maßnahmen den Blutandrang zum Kopf wohltuend ableiten.

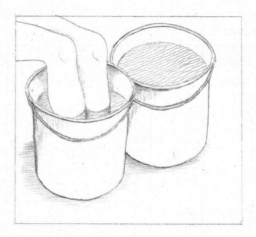

Bluterguß

Blaue oder grüngelbe Flecken auf der Haut zeigen an, daß durch einen Schlag, einen Fall oder eine Zerrung Blut ins Gewebe ausgetreten ist.
Zur Behandlung empfehle ich einen feuchtkalten Wickel (auf Seite 34/35 erklärt) oder eine Einreibung mit Arnikatinktur, die mit etwas Wasser verdünnt wird. Die Herstellung dieser Tinktur habe ich auf Seite 77 beschrieben, man bekommt sie aber auch in der Apotheke oder im Kräuterhaus.

Bei sehr schmerzhaften und großen Blutergüssen lindern Lehmwickel, vor allem zusammen mit Essigwasser oder Zinnkrauttee sehr gut. Dazu wird Lehm mit verdünntem Essig oder Zinnkrauttee (2 Teelöffel Zinnkraut auf 2 Tassen Wasser) angerührt und etwa fingerdick auf die schmerzende Stelle gestrichen. Sie wird dann mit einem waschbaren Tuch abgedeckt und mit einem Wolltuch umwickelt.

Vielleicht wollen Sie auch einmal ein ganz einfaches Hausmittel probieren: Bestreuen Sie ein Tuch mit Kochsalz und legen Sie es für einige Zeit auf den Bluterguß.

Brechdurchfall

Brechdurchfall tritt nicht nur bei Kindern häufig auf, sondern auch bei Erwachsenen, vor allem im Sommer. Oft sind verdorbene Speisen die Ursache. Viele Touristen werden bei Reisen ins Ausland, vor allem in Länder mit anderen Eßgewohnheiten, von dieser unangenehmen Krankheit geplagt. Meine Empfehlungen können in allen Fällen nur als eine Art Erste Hilfe dienen; die weitere Behandlung muß, zumal wenn keine Besserung eintritt, dem Arzt überlassen werden.

Wichtig ist, daß man dem Kranken reichlich Tee zuführt, zum Beispiel leichten schwarzen Tee oder Kamillentee, dem man eine Prise Kochsalz zusetzen sollte. Der Durchfall wird auf keinen Fall durch die

Einnahme von stopfenden Medikamenten bekämpft, sondern man unterstützt die Maßnahme des Körpers zur Selbsthilfe, die Giftstoffe abzuführen, und fördert in leichteren Fällen sogar die Ausscheidung durch das zusätzliche Eingeben von Rizinusöl oder Karlsbader Salz.
Bettwärme und bei starken Schmerzen warme Aufschläge auf den Leib wirken wohltuend und beruhigend. Auch heiße Heublumensäcke tragen vielfach zur Besserung bei. Dazu werden 4–5 Handvoll Heublumen aus der Apotheke mit etwas Essig angefeuchtet und in einem eisernen Topf ohne weitere Zugabe von Flüssigkeit erhitzt (nicht anbrennen lassen!). Dann kommen die Heublumen heiß in ein Mullsäckchen und werden auf den Leib gelegt. Sie können mehrmals erneuert werden. Auch die Füße müssen gut warm gehalten werden.
Beruhigend für den Darm ist ein Tee aus Wegtritt oder Vogelknöterich, den man aus 1 Teelöffel Blättern auf 1 Tasse Wasser zubereiten (kalt ansetzen, einmal aufkochen und ziehen lassen) und so heiß wie möglich trinken soll.

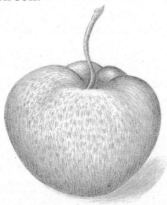

Nach anfänglichem Verzicht auf feste Nahrung kann man nach Abklingen der schlimmsten Beschwerden einen Tag lang nur geriebenen ungezuckerten Apfel essen und dann allmählich wieder zu normaler Kost übergehen.

Erkältung

Hier gilt es vor allem, durch Abhärtung vorzubeugen, damit man gar nicht erst heilen muß. Die Abhärtung wird durch häufigen Aufenthalt an frischer Luft, sogar in der kalten Jahreszeit, aber auch durch Wechselduschen, Wechselfußbäder, Wassertreten, Tautreten, Barfußgehen im Schnee erreicht (alle diese Maßnahmen sind auf den Seiten 22, 33 und 49 beschrieben); auch an kühlen und kalten Tagen kann man unbekleidet am offenen Fenster Atem- und Gymnastikübungen machen, nachdem man seinen Körper im Sommer und Herbst allmählich daran gewöhnt hat.

Ist die Erkältung aber da, hilft nur kräftiges Schwitzen. Das geschieht durch ansteigende Halb- oder Fußbäder, bei denen man die Wassertemperatur von ca. 35° durch Zugabe von heißem Wasser bis auf 40° steigert (Seite 20). Anschließend sollte man sich zum Schwitzen ins Bett legen und dazu 1 Tasse Salbeitee (1 Teelöffel pro Tasse) trinken.
Wohltuend wirkt auch das Einatmen von Kamillen- oder Heublumendampf (1 Handvoll Heublumen in

1 Liter kochendes Wasser geben und ziehen lassen; unter einem großen Handtuch, das möglichst noch mit einem Wolltuch abgedeckt wird, den Dampf so heiß wie möglich durch Mund und Nase einatmen). Ein altes Hausmittel zum Schluß: Kochen Sie einige Zwiebelschalen 5 Minuten lang in 1 Tasse Wasser aus, seihen Sie die Flüssigkeit ab und trinken Sie eine Tasse davon, bevor Sie sich zum Schwitzen ins Bett legen.

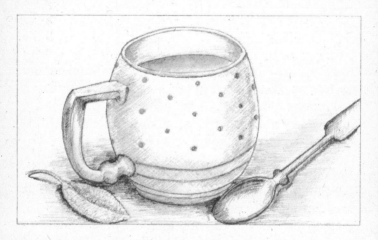

Schließlich kann man aus verschiedenen Heilkräutern Tee bereiten, der ebenfalls lindernd wirkt. Sie können natürlich auch in der Apotheke oder im Kräuterhaus fertige Teemischungen gegen Erkältung bekommen.

Fußschmerzen

Fußschmerzen jeglicher Art beeinträchtigen das Wohlbefinden. Sie sind entweder auf schlechtes, unbequemes Schuhwerk zurückzuführen oder rheumatisch bedingt oder haben ihre Ursache in einer nicht sehr kräftigen Fußmuskulatur.

Deshalb sollte man zur ihrer Stärkung regelmäßig – also auch wenn die Füße gerade nicht weh tun – gymnastische Übungen machen. Wichtig ist, sich im Barfußgehen zu trainieren, zuerst auf einer Wiese, später auch auf Kieswegen und Steinen; dabei geht man zuerst nur auf der Ferse, dann nur auf den Fußspitzen, zwischendurch auf dem ganzen Fuß, und zum Schluß belastet man abwechselnd die innere und die äußere Kante der Füße.

Erfrischend sind Fußbäder, denen man Essig oder Zitronensaft zusetzt. Zur allmählichen Abhärtung – nicht nur der Füße, sondern auch des übrigen Körpers – eignen sich Wechselfußbäder, für die man zwei Eimer braucht. In einen Eimer füllt man warmes, in den zweiten kaltes Wasser. Nun stellt man die Füße 1 Minute lang ins warme Wasser, anschließend für 10 Sekunden ins kalte. Man wechselt zwei- oder dreimal und endet mit dem kalten Fußbad.

Auch kalte Fußwickel wirken sehr wohltuend, vor allem nach langem Gehen oder Stehen. Dabei wird ein feuchtkaltes Tuch um den Fuß geschlagen, darüber ein trockenes. Die Beine werden hochgelegt, und der Wickel kann eine halbe Stunde liegenbleiben.

Fußschweiß

Das A und O bei diesem Problem ist: Luft an die Füße lassen; deshalb sollte man so oft wie möglich barfuß gehen und im Sommer Sandalen ohne Strümpfe tragen. Auch das morgendliche Tautreten ist ein gutes Mittel.

Häufige warme Fußbäder, am besten unter Zusatz von Salz und Holzasche (siehe Seite 29), wirken ebenso günstig wie Wassertreten.
Empfehlen kann ich auch Fußbäder in einem Absud aus Eichenrinde. Man braucht ungefähr 2 Pfund trockene Eichenrinde auf 5 Liter Wasser. (Kalt ansetzen, ½ Stunde kochen, abseihen).
Heilsam sind schließlich auch Fußbäder in einer Abkochung aus Walnußblättern (5 Handvoll in 5 Liter Wasser 20 Minuten kochen und abseihen).
Es ist unbedingt erforderlich, täglich die Strümpfe zu wechseln und möglichst solche aus reiner Wolle zu

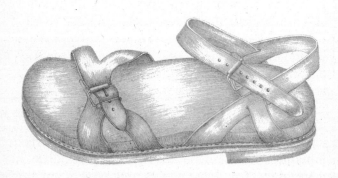

tragen. Kunstfaserstrümpfe sofort ausziehen, wenn man nach Hause kommt, ein warmes Fußbad machen und wollene Strümpfe und Sandalen anziehen.
Fußschweiß kann seine Ursache auch in Stoffwechselstörungen haben, deshalb ist eine Umstellung auf reizarme Kost anzuraten.
Als innerliche Anwendung hat sich Salbeitee bewährt, von dem man mehrmals am Tag eine Tasse trinkt.
Ein ganz einfaches, aber bewährtes Hausmittel zum Schluß: Legen Sie sich ein frisches Farnblatt in jeden Schuh!

Füße, geschwollene

Wenn die Füße schon am Morgen geschwollen sind, rate ich zu einem Fußbad mit Farnkrautwurzeln. Dazu schneidet man 2–3 frische Wurzeln in kleine Stücke und kocht sie eine halbe Stunde in 3–4 Liter Wasser aus. Das abgeseihte Wasser wird dann in eine Schüssel oder einen Eimer gegossen und für mehrmalige warme Fußbäder benutzt.
Gegen geschwollene Füße am Abend helfen nach meiner Erfahrung am besten Essigwasserumschläge. Dabei kommt auf ½ Liter Wasser 1 Eßlöffel Essig. Die feuchtkalten Umschläge sollen eine Stunde liegenbleiben.
Hausmittel gegen »Kalte Füße« findet der Leser auf der folgenden Seite.

Füße, kalte

Den kalten Füßen wollen wir vor allem deshalb den Kampf ansagen, weil sie zahlreiche andere Beschwerden im Gefolge haben. Sie verursachen Einschlafstörungen, Kopfschmerzen, in schlimmen Fällen sogar Herzbeschwerden; außerdem führen sie häufig zu Erkältungskrankheiten.

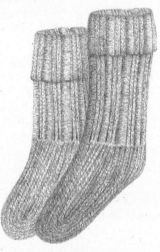

Wer also oft unter kalten Füßen leidet, sollte sich warme Fußbäder mit Holzasche- und Salzzusatz zur Gewohnheit machen. In einen zu einem Drittel mit gut warmem Wasser gefüllten Eimer gibt man 4–5 Eßlöffel Salz und 2–3 Handvoll Holzasche. Das Fußbad muß etwa 10 Minuten dauern. Danach empfiehlt sich ein Kniegüß, wie er auf Seite 30 beschrieben ist. Auch die Wechselfußbäder von Seite 22 verstärken die Durchblutung der Füße und damit ihre Erwärmung.

Versuchen Sie es aber auch einmal mit Farnkraut:
Stellen Sie Ihre Füße im Sommer auf frische Farnkräuter, im Winter auf ein Kissen, das Sie mit getrocknetem Farn gefüllt haben.
Im übrigen möchte ich Ihnen zu Wassertreten in der Badewanne, zu Tautreten und zu häufigem Barfußlaufen raten. Bei kalter Witterung sind Strümpfe aus Wolle besser als Kunstfaserstrümpfe.
Und denken Sie daran, kalte Füße sind nicht nur unbehaglich, sondern auch in höchstem Maße ungesund und können schlimme Folgen haben!

Hämorrhoiden

Die wichtigste Maßnahme bei Hämorrhoiden ist, jegliche Stuhlverstopfung zu vermeiden, also für eine regelmäßige Darmentleerung zu sorgen. Das geschieht durch frischkostreiche Ernährung, in der es reichlich Ballaststoffe gibt.
Zusätzlich kann man nach jeder Mahlzeit einen Teelöffel Olivenöl einnehmen, damit der Stuhl nicht zurückgehalten und deshalb hart wird. Viel Bewegung an frischer Luft tut gut, und es ist günstig, den Schließmuskel mehrmals am Tag anzuspannen und wieder loszulassen. Für diese Übung ist überall Gelegenheit.
Zur Behandlung der Hämorrhoiden empfehle ich Dampfsitzbäder, wie ich sie auf Seite 43 beschrieben habe; man kann dem heißen Wasser auch noch einen

Absud aus 1 Handvoll Schafgarbe zusetzen, um die
Wirkung zu verstärken. Im Anschluß an das Dampf-
sitzbad sollte ein kaltes Sitzbad, nicht länger als 10 Sekunden, oder eine kalte Abwaschung erfolgen.
Auch lauwarme Sitzbäder in einem Spitzwegerich-
Aufguß (2 Handvoll Blätter in 2 Liter Wasser) sind
sehr wohltuend; das Wasser soll hierbei nicht wärmer
als 30° sein und kann während des Bades, das 7–8
Minuten dauert, bis auf 20° abkühlen. Bei blutenden
Hämorrhoiden empfehle ich ein Sitzbad in einem Ab-
sud von Spitzwegerich-Wurzeln, für den Sie eine
große Handvoll Wurzeln kleingeschnitten in 2 Litern
Wasser eine Viertelstunde lang kochen. Dann setzen
Sie sich für 8–10 Minuten in den abgekühlten Absud.
Zur Behandlung der angegriffenen Haut haben sich
Quarkauflagen bewährt, die über Nacht liegenblei-
ben sollten.

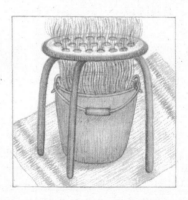

Nach jeder Stuhlentleerung ist gründliches Waschen
erforderlich.
Wer zu Hämorrhoiden neigt, sollte immer für warme
Füße sorgen!
Eine gute Langzeitwirkung hat auch mein Brennessel-

tee, zu dem ich 25 Gramm Brennesselblätter in 1 Liter Wasser aufkoche und dann abseihe.
Mein Rat: davon dreimal täglich eine Tasse trinken.

Heiserkeit

Bei Kratzen im Hals, Halsschmerzen und Heiserkeit ist Ableitung auf die Füße durch ansteigende Fußbäder günstig; die Beine werden bis zur Wade in einen Eimer mit lauwarmem Wasser getaucht, das durch stetige Zugabe von heißem allmählich bis auf 40° erwärmt wird. Auch kalte Wickel um die Füße (Essigstrümpfe) oder Waden (wie auf Seite 36 bzw. 37 beschrieben) tun ihre Wirkung.
Zur örtlichen Behandlung empfehle ich heiße Kompressen auf den Kehlkopf oder auch einen Halswikkel, der in heißem Pflanzenöl getränkt ist; zuerst das

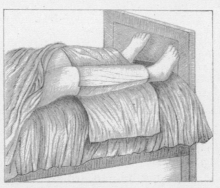

ölgetränkte Leinentuch so heiß, wie es vertragen wird, um den Hals legen, dann ein trockenes Tuch und zum Schluß einen Wollschal darüberbinden.
Gurgelwasser, das man aus Brombeerblättern selbst zubereiten kann, unterstützt bei mehrmaliger Anwendung die oben beschriebenen Maßnahmen; etwa 100 Gramm werden mit 1 Liter Wasser eine Viertelstunde lang gekocht. Den Absud sollte man dreimal täglich gurgeln. Lindernd wirken auch Spülungen mit verdünnter Arnikatinktur (10 Tropfen auf 1 Glas Wasser); und wohltuend ist schließlich ein Aufguß von 15 Gramm Pimpernelle-Wurzeln auf ½ Liter Wasser, mit dem man mehrmals am Tag gurgeln kann. Heiserkeit und Halsschmerzen beugt man wie allen Erkältungskrankheiten am besten durch Abhärtung vor. Sie stellt sich ganz von selbst ein, wenn man sich an regelmäßiges Wassertreten, Gymnastik am offenen Fenster und im besten Fall sogar Barfußgehen im Schnee gewöhnt.

Hexenschuß

Entspannung der verkrampften Muskelstellen ist das erste Gebot bei Hexenschuß. Das erreicht man vor allem durch Einwirkung von Wärme. Günstig wirken deshalb heiße Abwaschungen des Rückens mit Essigwasser (5 Teile Wasser, 1 Teil Essig), die man mehrmals am Tag wiederholen sollte. Gute Erfahrungen habe ich aber auch mit heißen Breiaufschlägen gemacht, die aus gekochten und zerquetschten Kartoffeln, gekochtem Leinsamen oder gekochtem Bockshornkleesamen bestehen können. Der heiße Brei wird in ein Leinen- oder Baumwolltuch eingeschlagen und auf die schmerzende Stelle gelegt, darüber kommt ein trockenes Leinentuch und zum Schluß ein warmes aus Wolle. Der Aufschlag kann ungefähr eine Stunde liegenbleiben. Es ist günstig, auf das trockene Tuch noch zusätzlich eine heiße Wärmflasche zu legen, damit es zu starker Wärmeentwicklung kommt.

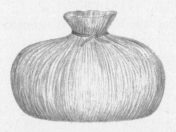

Eine ähnliche Wirkung haben auch der heiße Heublumen- und der Kamillensack. Dazu braucht man einige Handvoll Heublumen bzw. Kamillen, die man mit 3–4 Eßlöffeln Weinessig anfeuchtet und dann in einem eisernen Topf heiß werden läßt; dann füllt man sie in ein Leinensäckchen, das gut halb voll werden soll. Es wird so heiß wie möglich auf die verspannte Stelle gelegt und darüber ein Wolltuch gewickelt. Der Sack soll etwa eine Stunde liegenbleiben. Eventuell legt man eine sehr heiße Wärmflasche darauf.
Bäder mit Kräuterzusätzen (Kamillen, Heublumen) lindern ebenfalls den Schmerz. Sie sind auf Seite 25 bzw. 26 beschrieben.

Auch bei diesem Leiden kommt ein sehr bewährtes altes Hausmittel in Frage: die Zwiebelauflage. Zwei ganze Zwiebeln werden in Scheiben geschnitten und in wenig Wasser weichgekocht. Dann gießt man sie auf ein Sieb, läßt sie über Dampf abtropfen, damit sie recht heiß bleiben, und wickelt sie in ein Gazetuch. Dieses wird so heiß wie möglich auf den Rücken aufgelegt und mit einem trockenen Handtuch sowie einem Wolltuch oder einer Wolldecke abgedeckt.

Auch das Eisenkrautpflaster, das ich unter dem Stichwort »Abszesse« auf Seite 78 beschrieben habe, wirkt entkrampfend und schmerzlindernd.

Alle Anwendungen mit heißen Auflagen, die ich hier erklärt habe, werden am besten im Bett durchgeführt, damit es zu guter und gleichmäßiger Wärmeentwicklung kommt. Gleich nach Abklingen der Schmerzen sollte mit der Abhärtung begonnen werden. Bürstenmassagen regen die Durchblutung an; Wechselfußbäder und Güsse (siehe Seite 22 bzw. 30) machen unempfindlicher und verhindern die gefährlichen kalten Füße, die so leicht zu erneuter Verkrampfung führen.

Husten, Bronchialkatarrh

Husten oder Bronchialkatarrh (eine schwere Bronchitis muß immer vom Arzt behandelt werden) kann man durch kräftiges Schwitzen günstig beeinflussen. Das geschieht mit Hilfe eines Brustwickels oder Ganzwickels, wie sie auf Seite 38 bzw. 39 beschrieben sind.

Auch ansteigende Fußbäder oder Halbbäder (mit lauwarmem Wasser beginnen, dann die Temperatur durch Zugabe von heißem Wasser allmählich bis auf 40° erhöhen, den übrigen Körper gut warm halten) mildern den Reizzustand. Bei stärkerem Schmerz in den Bronchien wirkt eine Auflage, die mit heißem Öl getränkt ist, oft Wunder.
Ebenso wohltuend wird eine heiße Kompresse (siehe Seite 41) mit Essigwasser empfunden. Dazu wird Brusttee aus der Apotheke (er besteht vorwiegend aus Eibisch, Huflattich und Anis) oder Fencheltee mit Honig getrunken.

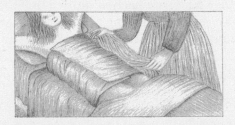

Ein altes Hausmittel gegen Husten und Bronchialkatarrh sind auch Auflagen von heißen Zwiebeln. Man schneidet zwei ganze Zwiebeln in Scheiben und dämpft sie ohne Zusatz von Fett oder Wasser weich. Dann werden sie ganz heiß in ein Gazetuch eingeschlagen und auf die Brust oder den Hals gelegt. Darüber wickelt man ein trockenes Tuch und läßt diesen Wickel über Nacht liegen.
Wer frisches Gänseschmalz zu Hause hat, kann einen Eßlöffel voll wärmen und mit einem guten Eßlöffel Honig vermischen (nicht heiß werden lassen, weil der Honig sonst seine Heilkraft verliert!). Diese Mischung sollte man zur Hälfte jeweils am Morgen und am Abend einnehmen.

Als schleimlösendes Mittel empfehle ich ferner folgende Mischung: 1 Teelöffel brauner Kandiszucker wird zerstampft und mit 2 Eßlöffeln Olivenöl und 2 Eidottern verrührt. Man nimmt davon nach Bedarf, also bei jedem Hustenreiz 1 Teelöffel voll.
Ein anderes Mittel sollte heiß eingenommen werden: 6 Stücke Würfelzucker werden braun gebrannt, dann gibt man ¼ Liter Milch dazu und läßt sie heiß werden. Zum Schluß rührt man 1 Eßlöffel Kognak darunter.
Lösend wirkt auch der Saft einer Zitrone, den man mit 1 Eßlöffel Honig und 1 Eßlöffel Glyzerin abrührt.
Schließlich noch ein Rezept mit dem Allheilmittel Knoblauch: 3 Knoblauchzehen werden in 1 Tasse Milch eine Viertelstunde lang gekocht. Die Knoblauchmilch muß sehr heiß getrunken werden.

Kopfschmerzen

Oft gibt es einen Zusammenhang zwischen Kopfschmerzen und kalten Füßen, weshalb man auch das auf Seite 102 Gesagte beherzigen und anwenden sollte.
Ganz allgemein meine ich, daß häufiger Aufenthalt an frischer Luft für jeden, der von Kopfschmerzen geplagt wird, ebenso wichtig ist wie eine geregelte Verdauung.
Die Ursache von anhaltenden Kopfschmerzen kann nur der Arzt aufklären.
Bei gelegentlichen Schmerzen aber helfen Wechselfußbäder (siehe Seite 22), die eine Ableitung vom

Kopf bewirken. Auch Wadenwickel oder Essigstrümpfe (Seite 36 bzw. 37) haben ähnliche Wirkung. Zur örtlichen Anwendung eignen sich kühle Kompressen (Seite 41) auf Stirn und Nacken, die man immer wieder erneuert, bis das Schmerzgefühl nachläßt. Von Eisbeuteln möchte ich dagegen abraten.
Für die innerliche Behandlung habe ich schon in meinem Heilkräuterbuch ein Mittel empfohlen, das Ihnen vielleicht recht merkwürdig vorkommt. Aber Sie sollten es trotzdem einmal probieren: Auf ¼ Liter gutes Kirschwasser gibt man 1 ½ Teelöffel Salz und verrührt es gut. Wenn Sie wieder einmal Kopfschmerzen haben, geben Sie einen Teelöffel von dieser Mischung in ein kleines Glas heißes Wasser und trinken es langsam.

Krampfadern

Wer zu Krampfadern neigt oder unter ihnen zu leiden hat, der sollte mindestens einmal am Tag, am besten mittags, seine Beine durch Hochlegen entlasten. Außerdem empfehle ich Wassertreten und Wechselfußbäder (siehe Seite 33 bzw. 22); bei entzündlichen Zuständen sind allerdings nur kalte Anwendungen erlaubt. Auch Gymnastik für die Füße wirkt sich günstig aus.
Wöchentlich zweimal kann man kalte Kamillen- oder Essigwickel machen; auch Lehmpackungen haben eine gute Wirkung. Statt Lehm können Sie auch Heil-

erde aus der Apotheke verwenden. Lehm oder Heilerde werden mit so viel Essig angerührt, daß ein dikker Brei entsteht. Ein feuchtes Tuch wird damit fingerdick bestrichen und auf die Krampfadern gelegt. Ein trockenes Tuch darüberwickeln und ungefähr eine Stunde liegenlassen.

Schmerzlindernd wirken kühlende Auflagen von Weißkraut- oder Salatblättern, aber auch von rohen Kartoffeln, die man mit einem Tuch festbinden muß und erneuert, wenn sie warm geworden sind.
Als wohltuend werden auch Beinbäder in einem Absud aus Löwenzahn empfunden: 40 Gramm sollen 5 Minuten lang in 1 Liter Wasser gekocht werden. Das Ganze wird abgeseiht und für kalte Bäder der Beine benutzt.

Eine ähnliche Wirkung haben Auflagen mit Eichenrindenabsud; eine Handvoll getrocknete Eichenrinde wird zerkleinert und in einem halben Liter kaltem Wasser angesetzt. Die Eichenrinde muß einige Stunden gewässert werden, bevor man sie in einem alten Gefäß (färbt stark!) zum Kochen bringt, ½ Stunde auf kleiner Flamme ziehen läßt, schließlich abseiht und abkühlen läßt. Ein Leinentuch wird in dieser Flüssigkeit getränkt, leicht ausgewrungen und auf die Krampfadern gelegt. Die Auflage mehrfach erneuern.

Zur innerlichen Anwendung eignet sich ein Tee aus Salbeiblättern, kleingeschnittenen Tormentillwurzeln und Zinnkraut, die zu gleichen Teilen gemischt werden; auf 1 Tasse kochendes Wasser nimmt man 1 Teelöffel. Kurz ziehen lassen und jeweils morgens und abends eine Tasse davon trinken.

Wichtig ist die Regulierung des Stuhlgangs durch reichlich Frischkost mit viel Obst und Gemüse und wenig Kochsalz.
Krampfadergeschwüre gehören in ärztliche Behandlung!

Magenschmerzen

Erste Regel bei der so häufig auftretenden Gastritis: Entlastung des Magens durch ein heilsames Fasten. Auf feste Nahrungsmittel wird ganz verzichtet, nur Kräutertee ist erlaubt. Das kann der etwas bittere Wermuttee sein oder ein Tee aus Pfefferminze oder Melisse.

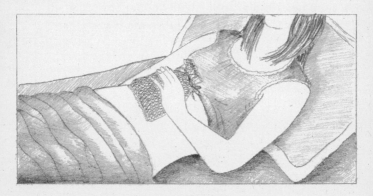

Erst wenn sich der Zustand des Kranken gebessert hat, geht man auf feste Nahrung über, die viel Obst und Gemüse und wenig Fleisch enthalten soll.

Wer von Magen- und Leibschmerzen geplagt ist, sollte ein ansteigendes Sitzbad, wie ich es auf Seite 22 beschrieben habe, nehmen. Anschließend wirkt ein feuchter Aufschlag auf den Leib beruhigend; er kann warm oder kalt sein, ganz den Wünschen des Kranken entsprechend. Der eine empfindet nämlich Wärme, der andere Kälte als wohltuend. Im ersten Fall empfehle ich auch warme Heublumenauflagen; die Heublumen (2–3 Handvoll) werden in einem eisernen Topf unter Zusatz von einigen Tropfen Essig erhitzt, ohne daß sie dabei anbrennen dürfen, und kommen dann in ein Leinensäckchen, das man sich auf den Leib legt. Darüber wird ein Tuch gewickelt. Ein gutes altes Mittel bei Magenbeschwerden ist auch der Saft aus Kohlblättern, die so frisch wie möglich und nicht aus chemisch behandeltem Massenanbau kommen dürfen, sondern am besten aus dem eigenen Garten. Bis zu 1 Liter Kohlsaft kann der Patient täglich trinken; die Kur soll etwa 3 Wochen dauern. Sie ist auch bei Magen- und Zwölffingerdarmgeschwüren zu empfehlen, natürlich nur nach Rücksprache mit dem Arzt.

Mitesser

Von ihnen sind besonders Jugendliche in den Entwicklungsjahren geplagt.
Für regelmäßigen Stuhlgang Sorge tragen ist hier die wichtigste Maßnahme; eventuell ist eine Umstellung der Ernährung auf viel Frischkost und wenig Fleisch nötig.

Auch Waschungen des ganzen Körpers, Trockenbürsten und Sonnenbäder zeigen oft eine gute Wirkung. Zur örtlichen Anwendung kann ich das Abreiben mit frischem Gurkensaft empfehlen. Man kann auch Gurkenschalen auf das Gesicht legen und sie einige Zeit wirken lassen.
Ein bewährtes Hausmittel ist der Saft von frischen Erdbeeren, der abends eingerieben wird und über Nacht wirken soll.

Eine günstige Wirkung haben auch Dampfanwendungen, zum Beispiel mit Kamille (1 Handvoll auf 1 Liter kochendes Wasser). Man stellt den Topf vor sich auf einen Tisch, legt sich ein großes Handtuch wie ein Zelt über Kopf, Hals und den Topf und nimmt den Deckel ab. Der Dampf soll unter dem Handtuch auf das Gesicht einströmen – so heiß wie es vertragen wird. Anschließend das Gesicht einige Minuten abkühlen lassen und es dabei mit dem Handtuch bedecken; dann kalt abwaschen.

Auch Gesichtsbäder, abwechselnd warm und kalt, wie sie auf Seite 42 beschrieben sind, haben sich bei Mitessern bewährt.

Mundausschlag

Der Bläschenausschlag (Herpes), der sich in den Mundwinkeln und an den Lippen bildet, tritt meistens in Verbindung mit einer Erkältung oder Magenverstimmung auf. Er kann aber auch durch zu starke Sonnenbestrahlung verursacht werden.

Am besten begegnet man ihm mit kalten Kamillenauflagen, wobei man ein Taschentuch in Kamillentee (1 Teelöffel pro Tasse) anfeuchtet und es auf die betreffende Stelle legt. Der Aufschlag wird öfters gewechselt.

Heilsam wirkt auch eine Kompresse mit Klettenwurzeltee; dazu braucht man 1 Teelöffel der zerkleinerten Klettenwurzel, die mit ¼ Liter kaltem Wasser angesetzt wird und einige Stunden stehen muß. Dann wird alles kurz gekocht, und nachdem der Tee kalt geworden ist und durchgeseiht wurde, kann man darin ein Taschentuch tränken und Auflagen auf den Ausschlag machen, die öfters gewechselt werden.
Nach dieser wie nach der Behandlung mit Kamillentee sollte man die Lippen mit reinem Olivenöl einreiben.

Empfehlen möchte ich auch, die von Mundausschlag befallenen Stellen mit einigen Tropfen Arnikatinktur, deren Herstellung auf Seite 77 beschrieben ist, zu betupfen.

Mundgeruch

Bei lästigem Mundgeruch sind oft die Zähne, der Rachen oder der Magen erkrankt. Deshalb muß man vor allem diese Ursachen behandeln.
Daneben ist es ratsam, mehrmals am Tag mit Pfefferminz- oder Kamillentee zu gurgeln, nach jeder Mahlzeit die Zähne zu putzen und den Mund auszuspülen. Auch in Wasser angerührte Heilerde eignet sich für Mundspülungen; sie kann sogar gelegentlich eingenommen werden.
Außerdem möchte ich einen Tee aus Salbeiblättern und -blüten (7 Gramm auf ¼ Liter Wasser) zum Gurgeln und Einreiben des Zahnfleischs empfehlen.

Nagelbettentzündung

Wie bei allen Entzündungen ist es auch hier wichtig, die Blutzirkulation kräftig anzuregen. Dazu taucht man den schmerzenden Finger öfters, aber immer nur ganz kurz, in sehr heißes Wasser.
Auch kaltfeuchte Wickel haben eine lindernde Wirkung; ebenso führen Auflagen mit Heilerde (aus der Apotheke), die man mit Wasser zu einem Brei anrührt, zur Besserung. Man streicht den Brei auf ein Taschentuch, das man um den kranken Finger wickelt. Darüber kommt ein trockenes Tuch; der Umschlag soll einige Stunden liegenbleiben.

Wohltuend wirken auch Honigauflagen oder eine
Auflage aus 1 Teelöffel Honig und einigen Tropfen
Zwiebelsaft, die Sie vermischen und auf die wehe
Stelle streichen.
Weiter empfehle ich, das entzündete Nagelbett mehrmals täglich mit Eisenkrauttee (1 Teelöffel Blätter auf
1 Tasse Wasser) zu waschen und mit einem darin getränkten Läppchen zu verbinden.
Schließlich haben auch ansteigende Unterarmbäder
(mit lauwarmem Wasser anfangen, dann immer mehr
heißes Wasser zugeben) oft eine Besserung zur Folge.
Wenn trotz aller Maßnahmen die Entzündung nicht
abklingt, muß der Arzt befragt werden.

Nervosität

Wieder einmal empfehle ich als erstes die Allheilmittel frische Luft und Wasser. Spaziergänge, Wassertreten und tägliche Knie- und Schenkelgüsse (Seite 30
bzw. 31) tragen zur allgemeinen Beruhigung bei.
Auch Bäder mit Fichtennadelzusatz (siehe Seite 23)
wirken nervenstärkend. Ebenso rate ich, morgens,
mittags und abends ein Armbad (wie auf Seite 33 beschrieben) zu nehmen, bei dem das Wasser kalt, aber
nicht zu kalt sein sollte.
Bei nervösen Beschwerden aller Art tut Rosmarinwein gute Dienste. Dazu brauchen Sie 1 Liter Rot-
oder Weißwein und 5 Eßlöffel Rosmarin. Sie geben
ihn in den Wein und lassen ihn darin 2 Tage ziehen

(zwischendurch schütteln!). Gießen Sie sich jeden Tag 2 Likörgläschen voll und genießen Sie ihn am Morgen und am Nachmittag. Je weniger der Wein in der Flasche wird, desto voller und kräftiger kommt der angenehme Rosmaringeschmack durch.
Beruhigende Wirkung hat auch Weißdornblütentee, für den man 3 Blüten (nicht mehr!) in einer guten Tasse Wasser 1 Viertelstunde zugedeckt kocht. 2 Tassen am Tag, gesüßt mit etwas Honig, tun gewiß ihre Wirkung. Aber auch lauwarmes Honigwasser (1 Glas Wasser, 2 Teelöffel Honig) oder 1 Glas lauwarme Milch mit 1 Teelöffel Honig tragen zur Beruhigung bei.
Ich selbst habe immer, wenn mich gelegentlich etwas nervös macht, 1 Glas Zuckerwasser auf dem Tisch stehen, aus dem ich dann von Zeit zu Zeit einen Schluck trinke.

Rachenkatarrh

Dem unangenehmen Kratzen und der Schleimabsonderung im Rachen, meist verbunden mit Hustenreiz, begegnet man am besten durch Gurgeln mit Salbei- oder Malventee, auch mit lauwarmem Wasser, dem man etwas Salz zusetzt.

Zur örtlichen Behandlung empfehle ich ferner einen feuchten Wickel um den Hals; ein großes Taschentuch wird in kaltem Wasser angefeuchtet und um den

Hals gelegt. Darüber kommt ein trockenes Tuch, zuletzt ein Wollschal.
Noch intensiver wirkt ein Halswickel mit Lehm, bei dem der mit Wasser und etwas Essig angerührte Lehm (oder die Heilerde) auf ein feuchtes Tuch gestrichen und um den Hals gelegt wird. Darüber kommen wiederum ein trockenes und dann ein wollenes Tuch. Der Wickel bleibt so lange liegen, bis der Lehm hart ist.

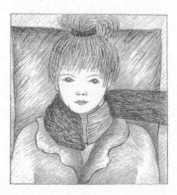

Wohltuende Ableitung vom Hals erreicht man durch Knie- oder Schenkelguß (auf Seite 30 bzw. 31 beschrieben), aber auch durch ansteigende Fußbäder; sie sind zunächst lauwarm, durch allmähliches Zugießen von heißem Wasser wird ihre Temperatur bis auf 40° erhöht.

Die meist auf Erkältung zurückgehende Erkrankung des Rachens kann am besten durch Abhärtung (Wechselduschen, Wassertreten, Tautreten, viel Bewegung an frischer Luft) verhindert werden.

Regelschmerzen

Natürlich bedürfen alle Menstruationsstörungen der ärztlichen Behandlung. Doch können Regelschmerzen auch bei sonst gesunden Frauen vorkommen. Ihnen möchte ich einige Anwendungen empfehlen, die schmerzlindernd und entkrampfend wirken.
Eine heiße Kompresse auf den Unterleib bringt wie andere Wärmeanwendungen (Wärmflasche, Heizkissen) eine Minderung der Schmerzen. Günstig ist auch, in den Tagen vor Beginn der Monatsblutung ansteigende Sitzbäder oder Fußbäder zu nehmen. Die Wassertemperatur wird während des Badens allmählich von lauwarm bis heiß gesteigert. Beim Sitzbad sind Schultern und Rücken durch eine Decke warm zu halten.
Auch Trockenbürsten des ganzen Körpers und Luftbäder kommen zur Behandlung in Frage, und dies nicht nur während der Menstruation, sondern regelmäßig.

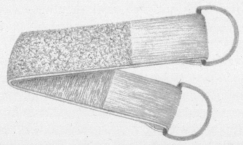

Machen Sie sich bei allen Regelbeschwerden die gute Wirkung der Schafgarbe zunutze und trinken Sie vor Eintritt der Menstruation Schafgarbentee (1 Teelöffel auf 1 Tasse Wasser).

Wichtig ist auch eine geregelte Verdauung, für die am besten gesorgt ist, wenn man viel frisches Obst und Gemüse ißt, auf Weißmehlprodukte weitgehend verzichtet und sich häufig im Freien bewegt.

Rheumatische Beschwerden

Wie viele Menschen sind heutzutage nicht von Rheuma geplagt, das so verschiedene Ursachen haben und das an den verschiedensten Körperstellen auftreten kann. Rheumakranke gehören unbedingt in ärztliche Behandlung. Hier will ich nur einige Ratschläge für die Vorbeugung von rheumatischen Erkrankungen und zur Schmerzlinderung geben.
Als erstes ist wieder einmal auf gesunde, vollwertige Ernährung hinzuweisen mit reichlich frischem Gemüse und Salaten. Auch ein Fastentag zwischendurch dient der Vorbeugung.

Selbstverständlich sollte es für jeden sein, daß alle Stellen des Körpers, an denen sich Entzündungsherde bilden können, regelmäßig überprüft werden; das gilt vor allem für Zähne, Mandeln, Schleimhäute. Schließlich ist es wichtig, sich abzuhärten und damit unempfindlich zu machen gegen den Angriff der im Körper »umherziehenden Giftstoffe«. Abhärten kann man sich am besten durch Ganzwaschungen, Wechselduschen, Wassertreten, Armbäder, durch Güsse aller Art (beschrieben auf Seite 30), durch Son-

nenbäder in gehöriger Dosis, durch Bewegung und Gymnastik an frischer Luft.
Machen sich schmerzhafte Beschwerden bemerkbar, empfehle ich das Auflegen von heißen Heublumensäckchen. Die Heublumen bekommen Sie in der Apotheke. Man gibt 1 Pfund davon in einen eisernen Topf, feuchtet sie mit einem Schuß Essig an und erhitzt sie unter Umrühren (nicht verbrennen!), bevor man sie in ein Leinensäckchen füllt. Auf die schmerzende Stelle auflegen und mit wärmenden Tüchern einhüllen. Die Heublumen können zweimal verwendet werden.
Man kann auch einige Handvoll Birkenblätter in einer eisernen Pfanne erwärmen, diese heiß in ein Leinensäckchen füllen und über Nacht auf die rheumaempfindliche Stelle legen. Mit einem Tuch festbinden.
Auch Wärmezufuhr mit Hilfe von erhitzten rohen Kohlblättern lindert den Schmerz.

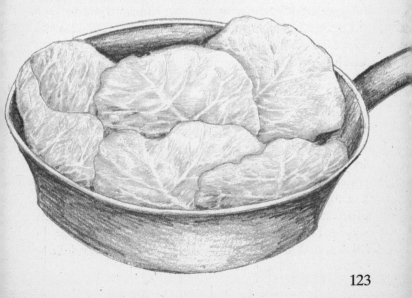

Ebenso kann ich eine Einreibung empfehlen, die Sie aus den Blättern des weißen Flieders bereiten. Eine Handvoll wird in etwas Olivenöl angesetzt und soll in einem Glas zugedeckt oder zugeschraubt 1 Monat lang in der Sonne am Fenster oder an einem warmen Ort stehen. Mit diesem Fliederöl reibt man die betroffenen Stellen oder Körperteile regelmäßig ein.
Man kann auch junge Farnblätter (3 Handvoll) mit Branntwein übergießen, so daß sie gut bedeckt sind, und sie 8 Tage darin ziehen lassen. Abseihen und zum Einreiben der schmerzenden Stelle benutzen.

Aber nicht nur die Blätter, auch die Wurzeln des Farnkrauts sind ein geschätztes Hausmittel. 2–3 Wurzeln werden in Stücke geschnitten und in 3–4 Liter Wasser eine halbe Stunde lang gekocht. Dann seiht man ab und nimmt in dem heißen Farnabsud jeden Abend ein Fußbad (bis zu einer halben Stunde lang). 14 Tage sollte diese Kur dauern, die noch größere Wirkung haben kann, wenn man während dieser Zeit morgens, mittags und abends 1 Tasse Tee aus Hagebutten (4–6 Stück) und einigen Birkenblättern trinkt.
Auch Wollblumenöl ist zur Einreibung sehr zu empfehlen; die Blüten werden am besten morgens, wenn sie nicht mehr vom Tau naß sind, gepflückt. Dann füllt man sie in ein Einkochglas, bedeckt sie mit Olivenöl und läßt sie 6–8 Wochen möglichst an der Sonne stehen, bevor man das Öl abseiht. Die wehen Stellen werden regelmäßig damit eingerieben.
Ganz einfach, aber in vielen Fällen wirksam, ist eine Auflage aus Honig; man streicht ihn dick auf ein Mulltuch, das man auf den schmerzenden Körperteil legt und mit einem Wolltuch abdeckt. Die Auflage sollte alle 2 Stunden erneuert werden.

Ein anderes linderndes Hausmittel zum Schluß: Wer von rheumatischen Schmerzen geplagt ist, kann 1 Handvoll Kamille, 1 Handvoll Salbei und 1 Handvoll Wermut in etwas Weißwein kochen, durchseihen und in dem heißen Absud ein Tuch tränken, das er auf die schmerzende Stelle legt und mit einem trockenen Tuch abdeckt.

Jeder muß für sich selbst ausprobieren, welches der hier angeführten Mittel ihm die größte Erleichterung oder sogar Besserung seines Leidens bringt.

Schlafstörungen

Schlafstörungen haben ihre Ursache häufig in Überanstrengung, Überreiztheit, sorgenvollem Grübeln; all das verhindert, daß der Mensch sich vollständig entspannt. Sie können aber auch auf eine Beeinträchtigung des Kreislaufs oder der Verdauung zurückgehen. Solchen Störungen muß man durch entsprechende Behandlung entgegenwirken.

Allgemein möchte ich bei nervöser Schlaflosigkeit raten, sich zunächst im Bett aufzuwärmen, dann einen Wadenwickel (wie auf Seite 36 beschrieben) oder Essigstrümpfe (siehe Seite 37) anzulegen, die stark ableitend wirken. Hilft diese Maßnahme nicht, sollte zusätzlich ein Leibwickel gemacht werden, wie ich ihn auf Seite 38 erklärt habe.

Günstig wirkt auch abendliches Wassertreten (nicht mit kalten Füßen!), nach dem man die Füße nicht abtrocknet, sondern das Wasser nur mit den Händen abstreift und sich gleich ins Bett legt.
Daß man späte Mahlzeiten vermeidet und den Abend nicht mit einem aufregenden Fernsehfilm, sondern mit einem Spaziergang oder mit Atemübungen beschließt, sollte für jeden, der unter Schlafstörungen leidet, selbstverständlich sein.
Beruhigend wirkt vor dem Schlafengehen auch 1 Glas lauwarme Milch mit 1 Eßlöffel Honig.

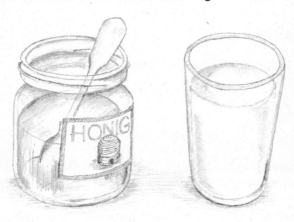

Schnupfen

Erste Regel bei Schnupfen: Die Flüssigkeitsausscheidung darf nicht verhindet werden, auch wenn sie lästig ist, denn die Schleimabsonderung ist schon ein Teil des Heilvorgangs.

Zweite Regel: Die Aufnahme von Flüssigkeit sollte stark eingeschränkt werden. Statt dessen kann man viel frisches Obst essen, damit kein Durst aufkommt. Ferner empfehle ich, mehrmals am Tag das Gesicht mit sehr kaltem Wasser zu waschen.

Im übrigen ist es gut, den ganzen Körper zum Schwitzen zu bringen, zum Beispiel indem man ein ansteigendes Fuß- oder Sitzbad nimmt (das Bad in lauwarmem Wasser beginnen, die Temperatur allmählich durch Zugießen von heißem Wasser auf ungefähr 40° erhöhen), sich anschließend fest in eine Wolldecke einschlägt und sofort ins Bett geht.

Zur äußerlichen Anwendung empfiehlt sich Schweineschmalz, mit dem man die Nase einreibt, die durch das häufige Schneuzen angegriffen ist.

Für eine Nasenspülung empfehle ich Zinnkrauttee oder Salzwasser. Auch verdünnte Arnikatinktur, deren Herstellung ich schon auf Seite 71 beschrieben habe, ist für eine solche Spülung geeignet. Man läßt die Flüssigkeit bei zurückgelegtem Kopf in ein Nasenloch fließen, zieht sie hoch und spuckt sie dann aus.

Um bei verstopfter Nase die Atmung zu erleichtern, sind Dampfbäder angezeigt. Man kann heiße Kamille (1 Handvoll auf 1 Liter kochendes Wasser) zusetzen und den lösenden Dampf unter einem Handtuch und einem dicken Wolltuch darüber so heiß wie möglich einatmen (siehe auch Seite 42).
Vor dem Schlafengehen sollte jeder, der von Schnupfen geplagt ist, den ganzen Körper mit lauwarmem

Essigwasser abwaschen und anschließend gleich ins warme Bett gehen.
Bei der Vorbeugung von Schnupfen ist Abhärtung alles: Atemübungen an frischer Luft, Trockenbürsten, kalte Abwaschungen, Wechselduschen.

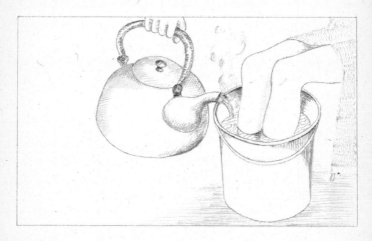

Sommersprossen

Die kleinen braunen Flecken, die gänzlich unschädlich sind, unter denen aber zumal junge Mädchen meistens leiden, kann man zum Beispiel mit Zitrone behandeln. Abends vor dem Schlafengehen reibt man das Gesicht oder die Arme mit einigen Tropfen Zitronensaft ein, den man über Nacht einwirken läßt. Empfehlenswert ist auch, frisch geriebenen Meerrettich mit einigen Tropfen Zitronensaft und etwas Regenwasser zu vermischen und auf das Gesicht aufzutragen. Mehrere Stunden einwirken lassen!

Auch Gesichtsmasken mit Heilerde (aus der Apotheke), die mehrere Stunden liegenbleiben sollen, können eine gute Wirkung haben.
Ein altes Mittel: In Gegenden, wo Wein angebaut wird, bestreicht man Sommersprossen mit dem frischen Saft des Rebstocks, den man im Frühjahr abnehmen muß.

Verstopfung

Das Schlimmste, was man gegen Stuhlverstopfung tun kann, ist, Abführpillen zu schlucken. Sie bringen nur Erfolg für den Augenblick und machen den Darm immer träger.
Wichtigstes Heilmittel gegen Darmträgheit jeglicher Art ist eine gesunde Ernährung mit viel Obst und frischem Gemüse, Vollkornbrot, Quark und Pflanzenöl; am besten verzichtet man ganz auf Zucker, weißes Brot und Mehl, Kaffee und Zigaretten.

In leichten Fällen von Verstopfung hilft es, morgens nach dem Aufstehen ein großes Glas lauwarmes Wasser zu trinken.
Wer mittags vor dem Essen einen großen Eßlöffel voll Olivenöl hinunterbringt, dem ist für diesen Tag meist geholfen. Auch tun 1–2 Eßlöffel Leinsamen, die man morgens auf nüchternen Magen einnimmt, oder 2 Eßlöffel Weizenkleie in etwas Milch oder Sahne meist ihre Wirkung.

Im übrigen wirkt alles, was dem Körper auch sonst guttut, wohltätig auf die Verdauung, zum Beispiel Trockenbürsten am Morgen oder ein ansteigendes Sitzbad vor dem Schlafengehen, dem sich dann noch ein feuchter Leibwickel anschließen sollte, wie ich ihn auf Seite 38 beschrieben habe.

Auch gegen kalte Füße muß im Falle von Verdauungsbeschwerden unbedingt etwas unternommen werden; am besten wirken Wechselfußbäder, Bürsten der Füße und Fußgymnastik.

Bewegung in jeder Form – Spazierengehen, Wandern, Sport, Gymnastik – ist das beste Mittel zur Vorbeugung von Verstopfungen.

Zum Schluß sei Ihnen noch mein Spezialtrunk für gute Verdauung empfohlen: Bereiten Sie sich eine Enziantinktur aus 200 Gramm Enzianwurzel, die Sie mit 1 Liter Branntwein ansetzen. Zwei Wochen muß die Tinktur in der Sonne oder an einem warmen Ort stehen, bevor sie gebrauchsfertig ist. Dann geben Sie 15–20 Tropfen (nicht mehr, sonst können Kopfschmerzen die Folge sein!) in ein kleines Glas kaltes Wasser und rühren auch noch ein Löffelchen Honig darunter. Vor jedem Essen trinken Sie davon einen Verdauungsschluck.

Ein gutes altes Mittel ist frisch aufgebrühter Kamillentee, den man 5 Minuten ziehen läßt und dem je 1 Teelöffel Honig und Leinöl zugesetzt werden. Von diesem Tee kann man bis zu 3 Tassen täglich trinken.

Unbedingt möchte ich auch auf die gute Wirkung von getrockneten Zwetschgen und Feigen hinweisen, die über Nacht in Wasser eingeweicht werden. Man trinkt das Wasser am nächsten Morgen nüchtern und ißt auch die Früchte dazu.

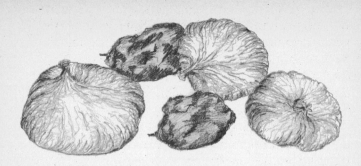

Im übrigen gilt: Ein geregelter Tageslauf, durch den man den Darm zur Pünktlichkeit erzieht (Stuhlentleerung immer zur gleichen Zeit!), ist die beste Möglichkeit, der Verstopfung vorzubeugen.

Wadenkrampf

Oft hilft es schon, die Fußspitze mit den Händen kräftig nach oben zu drücken oder ganz fest auf den Fuß mit der verkrampften Wade aufzutreten.
Das einfachste Mittel gegen Wadenkrampf ist es, ein Wolltuch um die Wade zu wickeln; manchmal genügt sogar ein einfacher Wollfaden.
Ebenso aber möchte ich zu kalten Wadenwickeln raten, die für eine bessere Durchblutung der verkrampften Stelle sorgen.
Auch warme Fußbäder, denen man einige Handvoll Holzasche und 3–4 Eßlöffel Salz zusetzt, fördern die Zirkulation.
Lindernd wirkt schließlich auch eine Einreibung der

schmerzenden Wade mit Arnikatinktur, die man in der Apotheke kaufen, aber auch selbst ansetzen kann, wie ich es auf Seite 77 beschrieben habe.

Warzen

Da man nicht genau weiß, woher die lästigen Warzen kommen, ist es schwer, sie wieder zum Verschwinden zu bringen. Es lohnt sich aber der Versuch, sie mit dem frischen Saft des Schöllkrauts zu beträufeln, regelmäßig und über längere Zeit.
Sie können es aber auch mit einer Auflage von Schwarzer Seife oder einem starken Zinnkrautabsud versuchen.
Auch roh aufgelegte Zwiebelscheiben oder die Auflage von zerquetschten Sauerampferblättern haben schon manchen geholfen; allerdings muß diese Behandlung wie alle anderen über längere Zeit durchgehalten werden.
In vielen Fällen haben sich Knoblauchscheiben bewährt; man schneidet sie frisch von einer großen Knoblauchzehe herunter und befestigt sie mit einem Stück Mull und Heftpflaster auf der Warze.
Flachwarzen kann man mit einer Abkochung aus Eichenrinde behandeln (die getrocknete Rinde wird in kaltem Wasser für ein paar Stunden eingeweicht und dann eine halbe Stunde lang gekocht); man tränkt ein Mulltuch damit und legt es auf die Warze. Mit einem trockenen Tuch abdecken und häufig erneuern.

Wechseljahre, Beschwerden

Wieder einmal mein erster Rat: Bewegung an frischer Luft, Spaziergänge, Wanderungen, nicht zu lang dauernde, aber regelmäßige Sonnenbäder. Tägliches Trockenbürsten sollte Ihnen ja schon lange zur Gewohnheit geworden sein, ist aber jetzt besonders wichtig.

Auch ansteigende Fußbäder (wie auf Seite 22 beschrieben) und Vollbäder mit einem Zusatz von Fichtennadelabkochung (siehe Seite 23) wirken wohltuend.

Am Morgen bringt eine Ganzabwaschung mit Essigwasser (1 Teil Essig, 4 Teile Wasser) Wohlbehagen; für den Abend empfehle ich Wassertreten in der Badewanne (dabei soll das kalte Wasser nur bis zur halben Wade reichen).

Bei Neigung zu Verstopfungen empfiehlt sich eine Kost mit vielen frischen Produkten, Vollkornbrot, Milch und Quark, aber wenig Zucker und weißem Mehl.

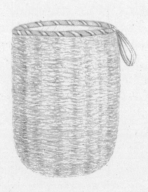

Hausmittel zur Ersten Hilfe

Erste Hilfe wird in ernsten Fällen immer von einem Arzt oder Sanitäter oder im Krankenhaus zu leisten sein. Es gibt aber auch leichtere Verletzungen, die man zu Hause kurieren kann und für deren Behandlung die Natur allerlei meist einfache Hausmittel zur Verfügung hat. Man muß sie nur kennen und anzuwenden verstehen. Dann können einem weder Blasen an den Füßen noch Insektenstiche, noch ein Sonnenbrand die Urlaubsfreuden verderben; dann kann man schnell und wirksam Erste Hilfe leisten bei Nasenbluten und wundgelaufenen Füßen, bei kleineren Schnittwunden und Abschürfungen.
Vor allem aber möchte ich auf den folgenden Seiten einige Ratschläge geben, damit es zu manchen Beschwerden und Verletzungen gar nicht erst kommt.

Blasen an den Füßen

Solchen unangenehmen und schmerzhaften Beschwerden beugt man am besten rechtzeitig vor, indem man die Füße durch regelmäßige kalte Fußbäder, Barfußgehen und Tautreten abhärtet. Vor einer längeren Wanderung, für die man natürlich gutes und passendes Schuhwerk braucht, werden die Füße kalt gewaschen und dann mit Hirschtalg eingerieben. Nach der Wanderung ist ein kaltes Fußbad angebracht.
Sind die Blasen erst da, muß man sie trocken verbinden (auf keinen Fall aufstechen!). Bei Entzündungen hilft eine Auflage von Heilerde, die man mit Wasser zu einem Brei anrührt. Schmerzen oder brennen die Blasen, sollten die Füße mit Öl und, nachdem dieses eingezogen ist, mit Spiritus eingerieben werden.

Blutstillen

Eine blutende Verletzung wird behandelt, indem man einen Wattebausch in heißes Wasser taucht und auf die Wunde legt. Anschließend macht man eine Auflage mit Eichenrindenabsud. Man weicht ein paar trockene Rindenstücke für einige Stunden in kaltem Wasser ein, bringt das Ganze zum Kochen und läßt es auf kleiner Flamme eine halbe Stunde ziehen. Am besten ist es, wenn man solchen Eichenrindenabsud immer vorrätig hat, weil er auch bei rissiger Haut, Frostbeulen und Krampfadern gute Dienste tut.

Frostbeulen

Wenn draußen genügend Schnee liegt, sollte man mit den von Frostbeulen geplagten bloßen Füßen einige Zeit darin herumgehen und anschließend noch eine Weile in einem kalten Zimmer auf und ab spazieren. Plötzliche Wärme würde nämlich als unangenehm empfunden und schaden.
Zur weiteren Behandung sind Heublumenbäder günstig. Dazu gibt man 1–1½ Kilogramm Heublumen in kaltes Wasser, stellt sie auf den Herd und kocht sie eine halbe Stunde lang. Der Absud kommt in ein warmes Vollbad. Auch Eichenrindenbäder haben eine günstige Wirkung. Die getrocknete Rinde wird mit kaltem Wasser übergossen und muß einige Stunden stehen, bevor man sie zum Kochen bringt und ca. eine halbe Stunde lang sieden läßt. Die Flüssigkeit ins Badewasser seihen. Vorsicht: Eichenrinde verfärbt sowohl die Wäsche als auch das Geschirr, in dem sie gekocht wird.
Auch zu Heilerdeaufschlägen – Heilerde mit etwas Wasser zu Brei verrühren, in ein Säckchen geben und auf die Frostbeulen legen – kann ich raten.
Günstig sind ferner alle Maßnahmen, die die Blutzirkulation anregen, also Bewegung an frischer Luft, das schon erwähnte Gehen im Schnee, aber auch kalte Abwaschungen des ganzen Körpers.

Insektenstiche

Insektenstiche können, wenn jemand empfindlich ist, mit schmerzhaften und juckenden Schwellungen verbunden sein, die manchmal sogar ärztlicher Behandlung bedürfen.
Ein einfaches Hausmittel ist das Auflegen von Apfelscheiben, aber auch eine Einreibung mit Arnikatinktur (entweder aus der Apotheke oder hergestellt wie auf Seite 77 beschrieben).
Auch der Saft von frisch geriebenem Meerrettich lindert den Juckreiz und läßt die Schwellung abklingen. In hartnäckigen Fällen rate ich zu einem Umschlag mit Heilerde, die mit etwas Essig zu einem Brei angerührt und auf die betroffene Stelle gestrichen wird.

Nasenbluten

Als erste Hilfe wirkt eine Auflage auf den Nacken; ein Taschentuch oder Handtuch wird in kaltes Wasser getaucht, ausgewrungen und auf den Nacken gelegt. Dabei bleibt man aufrecht sitzen oder stehen.
Man kann aber auch einen in heißem Wasser getränkten Wattebausch in das Nasenloch schieben und so die Blutung zum Stillstand bringen.
Zur Vorbeugung möchte ich warme Fußbäder (mindestens dreimal in der Woche), denen man eine Handvoll Salz zusetzt, empfehlen. Auch ein regelmäßiger Unterguß (wie auf Seite 32 erwähnt) sowie Sitzbäder tun ihre Wirkung.

Bei wiederholtem Nasenbluten sollte unbedingt der Arzt den Ursachen auf den Grund gehen.

Schnittwunden

Beim Hantieren mit Messer, Säge oder Axt kommt es öfters zu häuslichen Unfällen, die natürlich in schweren Fällen vom Arzt versorgt werden müssen.
Bei kleinen Schnittwunden empfehle ich, einen Wattebausch in heißem Wasser zu tränken und damit die Wunde abzutupfen, bevor man sie verbindet. Gute Dienste leistet auch ein sauberes 5-DM-Stück, das auf die Schnittwunde gebunden wird.
Nicht zu tiefe Schnitte und Hautabschürfungen kann man mit etwas Olivenöl bestreichen und dann mit Mull abdecken.
Eitert eine Schnittwunde, so empfiehlt sich ein Absud aus frischen Blättern der Wilden Malve (1 Teelöffel Blätter in 1 Tasse Wasser zum Kochen bringen und 5 Minuten ziehen lassen). Damit sollte man die Wunde mehrfach abtupfen. Ebenso günstig wirken lauwarme Waschungen in einem starken Zinnkrautabsud (2 Teelöffel Zinnkraut auf 1 Tasse Wasser).

Sonnenbrand

Sonnenbrand ist immer das äußere Zeichen dafür, daß man beim Sonnenbaden unvernünftig war. Die

von der Sonne verbrannten Stellen (meistens im Gesicht oder auf Schultern und Rücken) werden mit Johanniskrautöl eingerieben (die Herstellung ist bei »Verbrennungen«, Seite 140, beschrieben). Auch kühlende Aufschläge mit Pfefferminztee bringen Linderung.
Bei starken Verbrennungen, wie sie zum Beispiel in großen Höhen an Nase und Mund auftreten, rate ich zu Honigauflagen oder zum Bestreichen mit Joghurt.

Sonnenstich

Noch schlimmer in seinen Auswirkungen auf den ganzen Körper als der Sonnenbrand ist der Sonnenstich, der häufig als Folge von Sonnenbestrahlung auf den unbedeckten Kopf auftritt. Er ist mit Kopfschmerzen, Übelkeit und allgemeinem Schwächegefühl verbunden und kann noch ärgere Krankheiten im Gefolge haben.
Hier empfehle ich eine Essigwasser-Auflage auf die ganze Vorderseite. Dazu nimmt man am besten ein Handtuch, das in Essigwasser (1 Teil Essig, 4 Teile Wasser) getaucht, ausgewrungen und auf den Körper gelegt wird. Darüber kommen ein trockenes Handtuch und eine leichte Decke. Jede halbe Stunde sollte der Aufschlag erneuert werden.
Auch Essigwasser-Wickel um Füße und Waden leiten vom Kopf ab und schaffen Erleichterung. Gegen die Kopfschmerzen helfen feuchtkalte Umschläge auf Stirn und Nacken. Das Allgemeinbefinden wird durch 1 Glas Wasser, in dem man etwas Kochsalz

aufgelöst hat und das man in kleinen Schlucken trinken sollte, gebessert.
In schweren Fällen von Sonnenstich, die mit hohem Fieber einhergehen, ist der Arzt zu befragen.

Splitter

Sitzt ein Holzsplitter oder Dorn so fest in der Haut, daß man ihn nicht herausziehen kann, macht man am besten einen Umschlag mit Tannenharz, das auf die betreffende Stelle gestrichen wird und 3 Tage liegenbleibt.
Auch eine Auflage von Zwiebelscheiben oder eine Tomatenscheibe können den Splitter herausziehen.
Fremdkörper im Auge müssen unbedingt vom Arzt entfernt werden.

Verbrennungen

Schwere Verbrennungen gehören selbstverständlich sofort in ärztliche Behandlung. Bei kleineren Brandwunden, wie sie zum Beispiel beim Kochen oder Bügeln entstehen, empfiehlt es sich, sie mit soviel Speichel wie möglich anzufeuchten. Auch kaltes Wasser aus dem Wasserhahn (mindestens 10 Minuten lang!) mildert den Brandschmerz.
Lindernd wirkt auch ein Verband mit Johanniskrautöl. Dazu wird 1 Literglas zu drei Vierteln mit

Blüten gefüllt, dann gießt man Olivenöl darüber, bis das Glas voll ist; man läßt es in der Sonne oder an einem warmen Ort 6–8 Wochen stehen, bevor man abseihen kann. Es läßt sich nicht nur bei Brandwunden, sondern auch zur Behandlung anderer Leiden wie Hexenschuß, Gicht usw. verwenden.
Ebenso sind Einreibungen mit Wollblumenöl ein bewährtes Hausmittel bei Verbrennungen. Ein Literglas wird mit Wollblumen, die man morgens pflückt, wenn der Tau abgetrocknet ist, fast angefüllt. Dann gießt man mit Olivenöl voll und läßt auch dieses Öl 6–8 Wochen an einem warmen Ort, am besten in der Sonne, stehen. Wenn es abgeseiht ist, ergibt Wollblumenöl ein probates Einreibmittel bei Brandwunden, aber auch bei rheumatischen Beschwerden.
Von beiden Ölen sollte man immer einen kleinen Vorrat in der Hausapotheke haben.

Wundlaufen

Wunde Füße behandelt man dreimal täglich mit einem Wechselfußbad, wobei man in das warme Wasser eine Handvoll Salz gibt. Anschließend werden die Füße nicht frottiert, sondern nur abgetupft und mit Vaseline eingerieben. Weiche wollene Socken darüberziehen und statt engen Schuhen offene Sandalen tragen.
Vorbeugen kann man wunden Füßen am besten durch tägliches Wassertreten in der Badewanne oder durch Tautreten.

Register

Abszeß 77f.
Afterjucken 78f.
Akne 80ff.
Alant 58
Angelica 58
Anis 58
Appetitlosigkeit 65, 82f.
Arnika 28, 59, 77, 87, 94, 106, 116, 127, 132, 137
Arteriosklerose 67, 83ff.
Asthmatische Beschwerden 87f.
Auflagen, Aufschläge, Umschläge 19, 87, 88, 90f., 96, 105f., 111ff., 117f., 125, 132, 135ff.
Augenbeschwerden 59, 88f., 140
Augentrost 59, 88f.
Ausschläge 25, 28, 62, 116

Bäder 20ff., 107, 118
   Ansteigendes Bad 22f., 97, 113, 117f., 121, 126, 129f., 133
   Armbad 22, 33f., 88, 94, 118f., 122
   Augen- und Gesichtsbad 89, 115
   Fußbad 22
   Halbbad (Sitzbad) 20f., 28, 78f., 92f., 102, 109, 114, 121, 127, 130, 137
   Vollbad 20ff., 25, 28, 133, 135
   Wechselbad 22, 82
Bärentraube 60
Baldrian 24, 60
Bandwurmmittel 63
Basilikum 56, 61
Bauchschmerzen 38, 49, 62
Berberitze 61
Birkenblätter 123f.
Blähungen 48f., 62, 63, 66f., 91
Blasenbeschwerden 28, 43, 60ff., 74, 92f.
Blutandrang im Kopf 33, 93f.
Bluterguß 94
Bluthochdruck 61, 67
Blutstillende Wirkung 68, 135, 137
Blutzirkulation 67, 85, 92, 117, 136
Bohnenkraut 61
Borretsch 56, 61
Brechdruchfall 61, 95f.
Brennessel 61, 104
Brombeere 61, 106
Brunnenkresse 62
Brusttee 108

Dämpfe 20, 42f., 66, 80, 115, 127
Darmbeschwerden 38f., 58f., 59f., 62, 65f., 72, 114, 129
Dill 62
Durchblutung 30f., 33, 34ff., 42, 47ff., 50, 72, 84, 131
Durchfall 61f., 64, 95f.

Ehrenpreis 62f.
Eibisch (Malve) 62, 109, 119, 138
Eichenrinde 28, 100f., 132, 136
Eisenkraut 62, 77, 118
Entschlackungskur 52f.
Enzian 72, 130
Erdbeere 63, 87, 115
Erkältungskrankheiten 23f., 36, 38, 46, 65, 97f., 105, 108f., 119
Ernährung, gesunde 51ff., 80, 82f., 89, 122f., 129, 133
Essigstrumpf 37, 105f., 111, 125

Farnkraut 63, 101, 124
Fasten 51f., 113f., 122
Fenchel 52, 63f., 90, 92, 109
Fette, tierische 119, 127, 135
Fichtennadelbad 23, 84, 93, 118, 133

142

Fieber 35
Frostbeulen 28, 136 f.
Füße, geschwollene 101
Füße, kalte 102
Fußbad 22, 28, 84 f., 94, 97 ff., 101 f., 106 ff., 120 f., 122, 127, 130, 133 ff., 137, 141
Fußbeschwerden 99 ff., 135 f., 141
Fußschweiß 100

Galle- u. Leberbeschwerden 72, 74
Gerstenkorn 90
Gicht 140 f.
Güsse 30 ff., 91 f., 94, 108, 118 f., 122, 137
Gymnastik 46, 50 f., 93 f., 106, 111, 122, 130

Hämorrhoiden 66, 103
Hagebutte 52, 63, 124
Halsschmerzen 37, 71, 105
Harnwege 61 ff.
Hauhechel 64
Haut 28, 65, 80
Heidelbeere 64
Heilerde 40, 80, 111, 117, 120, 128, 135
Heiserkeit 42, 62, 65, 68, 105 f.
Herzbeschwerden 41
Heublume 26, 40, 80, 84, 88, 96, 107, 114, 136, 183
Hexenschuß 106 f., 140
Himbeere 64
Holunder 65
Holzasche 28 f., 100, 131
Honig 52 f., 54, 77, 81, 83, 118 f., 124, 122, 130
Huflattich 65
Husten (Bronchialbeschwerden) 38, 58, 63, 68 f., 108 f.
Hustenreiz 61, 119

Insektenstiche 64, 137
Ischias 41

Johanniskraut 68 f., 87, 140

Kalmus 27, 65, 83 f.
Kamille 25, 40, 42 f., 65 f., 80, 89, 92 f., 107, 111, 116 f., 125, 130

Kamillengesichtsdampf 42, 80, 97, 115, 127
Kastanie 66
Keuchhusten 73
Klette 67, 116
Kneipp, Sebastian 17, 37, 92
Knoblauch 67, 85, 110, 132
Königskerze 68
Kolikartige Beschwerden 58 f.
Kompressen 41, 66, 77, 91 f., 105, 109, 111, 116, 121
Kopfschmerzen 39, 72, 93, 110, 139
Krampfadern 28, 66, 111, 135
Kreislauf 61, 125
Kreuzkraut 68
Kümmel 68, 92

Lavendel 25, 69
Leber- u. Gallebeschwerden 65, 70, 71, 74
Lehm 20, 80, 94 f., 111, 120
Leinsamen 40, 52, 77, 130
Liebstöckel 69
Löwenzahn 70 f., 112
Lorbeer 70
Luftbad 44 f., 52, 87, 122

Magenbeschwerden 27, 38 f., 58, 61, 63, 68 f., 113 ff.
Majoran 56
Malve (Eibisch) 62, 119, 138
Mandelentzündung 37 f.
Massage 44 ff., 106 f.
Meerrettich 56, 82, 128, 137
Melisse 28, 71, 83, 113 f.
Menstruationsschmerzen 41, 65, 71, 121
Mistel 87
Mitesser 115
Mundausschlag 116
Mundgeruch 62, 117
Mundspülungen 72, 105, 117

Nagelbettentzündung 117
Nasenbluten 137
Nasenspülung 127
Nervöse Beschwerden 79, 118 f.
Nierenbeschwerden 60, 63, 71

Odermennig 71

Petersilie 56
Pfefferminze 52, 72, 78, 114, 117, 139
Pimpernelle 56, 106
Prießnitz, Vincenz 17, 34

Rachenentzündung 71, 119
Rheumatische Beschwerden 24, 26, 63, 66, 122 ff., 141
Rosmarin 28, 72, 118

Salbei 56, 72, 97, 101, 112, 117, 125
Sauerampfer 132
Schafgarbe 80, 104, 121
Schlafstörungen 34, 60, 71, 125
Schlehdornblüten 52
Schmerzlinderung 35, 39, 41, 49, 58, 73, 121 f.
Schnittlauch 56
Schnittwunden 138
Schnupfen 65, 126 ff.
Schöllkraut 132
Schweißtreibende Wirkung 61 ff.
Schwitzen 22, 35 f., 42 f., 97 f., 108 f., 126 f.
Sommersprossen 72, 128 f.
Sonnenbad 36, 44, 46 f., 52, 79, 115, 122 f., 133, 138 f.
Sonnenbrand 46, 138
Sonnenstich 46, 139
Spitzwegerich 103 f.
Splitter 140
Stiefmütterchen 52, 81
Stoffwechsel 26, 35, 42, 50, 61, 82, 101
Storchenschnabelblätter 90
Stuhlgang 82, 102, 104, 113

Tausendgüldenkraut 72
Tautreten 44, 49 f.

Thymian 28, 56, 73
Tormentillwurzel 112

Umschläge s. Auflagen
Unterleibsbeschwerden 69 f., 72, 121

Verbrennungen 138
Verdauung 27, 58, 65, 69 f., 80, 91, 93, 112, 121, 125, 130
Verschleimung der Atemwege 62, 109 f., 119, 126 f.
Verspannungen, nervöse 48 f.
Verstopfung 72, 74, 81, 103, 129 ff., 133

Wadenkrampf 131
Warzen 132
Wechseljahre 133
Wegwarte (Zichori) 74
Weißdornblütentee 118 f.
Weizenkleie 28, 52, 79, 129
Wermut 74, 82 f., 113, 125
Wickel und Packungen 17, 20, 34 ff., 65 f., 87 f., 94 f., 99, 103, 108 f., 111 f., 117 f.
 Breiwickel 40, 90, 105 f.
 Brustwickel 38, 108
 Ganzwickel 39 f., 107 f.
 Leibwickel 38, 124 f., 130
 Wadenwickel 36, 87 f., 110, 131, 139
 Halswickel 37, 105 f., 120
Wollblume 124, 141
Wundheilung 25, 28, 63, 65, 135 f.

Zahnfleischeinreibung 72, 117
Zinnkraut (Schachtelhalm) 28, 40, 74, 78 f., 90, 92 f., 112, 126 f., 132, 138
Zuckerkrankheit 64
Zwiebel 85, 91, 98, 106 f., 118, 132, 140